人体の不思議が見えてくる
「血液」の知らない世界

JN203705

未来の健康プロジェクト〔編〕
日本赤十字社〔取材協力〕

青春新書
PLAYBOOKS

はじめに

私たちの全身に張りめぐらされている血管網は、全長10万キロ。

1日に送り出される血液は8トン。

それだけの長い距離を流れる、莫大な量の血液ですが、体内を1周する時間は1分とかかりません。

想像を絶する距離を、想像を絶するスピードで休みなく流れている血液は、酸素や栄養を全身に運び、二酸化炭素や老廃物を回収しています。また、白血球など「免疫」を担うチームは、体に侵入してくる外敵や体内で生まれる異物（がん細胞など）と日夜闘っています。

日々、健康に気をつけている方は、血圧、血糖値、血中脂質といった生活習慣病関連の情報に敏感でしょう。しかし、どれも「血液」と非常に密接している事柄でありながら、なかなか「血液」そのものの正体は知られていません。

体内をくまなく駆けめぐっている血液は、臓器や体の中の各部位が発する情報をいち早く受け取っています。情報というのは変化や異常であり、外敵と闘っているという炎症反応だったり、「疲れている」という臓器からのSOSだったりと、さまざまです。

体の中のことは、まず血液に反映されます。自覚症状が出たり、見た目で健康でないとわかる前に、血液には異常が現れます。

つまり、血液はあなたの体内を映し出す〝鏡〟。

ですから、自身の健康のためにも、血液の成り立ちや寿命、役割など、基本的なことを知っておきましょう。

本書では、血液は体のどこでつくられている？　血液も老化する？　といった素朴な疑問から、これほど医療技術が進歩した現在でも、なぜ、血液は人工的につくることができないのか？　といった最新医療に迫ること、妊婦さんが血液型の違う子どもを体内で育てられるのはなぜなのか？　Ｏ型がすべての血液型に輸血できるのはなぜか……といった血液型に関することまで、さまざまな角度からのクエスチョンにお答えしています。

血液や献血に関する身近なエピソードや、血液に関する最新の医療情報など、知っているといざというときに役立つ健康知識をたっぷり詰め込みました。

あなたの中を今も流れている「血液の正体」を是非、紐解いてください。読み終わった後には、あなたの持っている健康の知識の１つひとつが「血液」という回路でつながったことを、きっと実感できることでしょう。

『人体の不思議が見えてくる「血液」の知らない世界』　もくじ

1章

最先端医学が教える「血液」の新常識

2章

血液から解き明かす「人体」の不思議

3章

知っていると一目置かれる「献血の話」

4章

「健康な体」に欠かせない血液の知識

編集協力▼佐藤雅美
本文デザイン▼佐藤純（アスラン編集スタジオ）
本文DTP▼キャップス
本文イラスト▼瀬川尚志

1章

最先端医学が教える「血液」の新常識

なぜ、人工血液は実用化されないのか

1996年7月、クローン羊の「ドリー」が誕生したことは、衝撃的なニュースとして世界中を駆けめぐりました。

そして、倫理的なことをさておけば、今やクローン人間の誕生も夢ではないという時代です。

すると、「血液を人工的につくることはできないのか」「血液を人工的につくることができれば、毎日献血の協力を呼び掛けなくても済むのではないか」という素朴な疑問が生まれてきませんか？

実は、人工血液の研究はすでに着々と進められており、一部の報道によると「イギリスで世界初の人工血液の臨床試験が行われる」といわれています。つまり、人工血液を志願者に対して輸血するところまで研究は進んでいるのです。

それによって、献血による輸血と人工血液による輸血では、異なる反応が出るのか、人工血液が体内でどれくらい生きられるのか……といったことが確認できます。

人工血液が実用化されれば、いざというときの血液不足に悩まされることがありませんし、特殊な血液型の血液も製造することができます。また、輸血による感染症や免疫力に関するリスクが低下するともいわれています。さまざまなメリットを期待できるのです。

しかし、今回の試験で成功したとしても、実用化にはまだまだ時間がかかるであろうことは否めません。その理由のひとつは、現時点では費用がかかりすぎる点。人工血液は、さまざまな機器や薬品を使って、ようやく製造が可能な段階であるため、多額の費用がかかるのです。

もちろん、安全面の確認は最重要事項です。人間から人間への輸血も19世紀頃から試みられ、まさに試行錯誤を何度もくり返した結果、現在の安全性が確立されてきたのです。

将来的には、人工血液で輸血が行われる日が到来するかもしれませんが、人工血液が実用化され、実際に輸血に使用できるようになるまでには、まだ多くの問題を解決する時間が必要です。

がんの超早期発見につながる⁉「血中エクソソーム」とは

近年、「エクソソーム」という言葉を耳にするようになり、がんを早期発見するマーカーの役目を果たすのでは、と話題になっています。

そのエクソソームについてお話ししましょう。

動物の細胞は、隣り合う細胞といろいろな情報交換をして、全体として調和の取れた機能を果たしています。

細胞の一部ではまれに、その膜がちぎれて小さな袋（小胞、エクソソームと呼ぶ）のようになり、外へ飛び出していくことがあります。

このエクソソームが発見されたのはもう30年ほど前のことですが、2007年になって、この中には、細胞の機能にとって大事なたんぱく質や、他の遺伝子を調節する小さな遺伝子などが入っていることがわかりました。また、その表面にも大事な受容体（細胞が情報を受け取るための器官）などが現れている場合もあります。

つまり、エクソソームは単なる細胞の破片ではなく、元の細胞の情報が詰まった重要な袋であることがわかったのです。

そのエクソソームは血液だけでなく、唾液や尿にも検出され、元の細胞から遠い部分にある細胞にも届いていることがわかっています。つまり、離れたところにある細胞間の情報伝達の役目を果たしているのではないかと考えられているのです。

さらに、エクソソームは、がん細胞からも盛んに分泌されていることがわかりました。もしそのエクソソームの中に、がん遺伝子やがんに特異的な物質が含まれているとしたら、血中のエクソソームを検査することによって、がんを早期に発見できるのではないかと考えられ、その検出法が精力的に研究されています。

新型ウイルスへの薬は、血液からつくられていた！

人間はこれまでさまざまなウイルスと闘い、薬剤をつくってきました。

しかし、最近ではエボラウイルスやデングウイルスといった新たなウイルス感染も広まっており、人類とウイルスとの闘いはなかなか終わりそうにありません。

こうしたウイルスに対する治療は、「血清療法」から始まりました。

血液を遠心分離機にかけると、赤い色をした細胞部分（＝血球）と黄色の液体部分（＝血漿《けっしょう》）に分かれますが、その血漿からフィブリン（血液凝固に関わるたんぱく質）を除いたものが「血清」です。

血清は黄色の液体で、その中に、ウイルスや細菌に対する抗体が含まれています。

そのため、その血清を感染者に注射すれば、ウイルスなどの病原体を無力化することができるのです。

最近ではアメリカで、エボラウイルスに感染して生き残った人から採血して血清を取り出し、それを感染者に注射するという「血清療法」が試みられました。

この試みは結果、失敗に終わりましたが、現在でも、感染症が爆発的な流行となるパンデミックのときは、こうした血清療法を行うことがあります。

「現在でも」と述べたように、こうしたダイレクトに血清を注射する方法は急を要する場合以外は基本、行われていません。

なぜなら、血清の提供者が他のウイルスを持っている可能性もあり、治療目的の感染症に対する効果はあっても、新たなウイルスの伝播《でんぱ》が起こってしまうこともあるからです。

もちろん、血清療法しか方法のなかった時代には、病気から回復した患者さんの血清はとても大事なものであり、他の患者さんの役に立っていました。

医療技術が進歩した現在では、血清から抗体だけを分離して製剤とし、それを注射する方法が取られています。

しかし、製剤として治療に用いるためには、品質、有効性、安全性などに関する試験をくり返し、それらを確認するためには一定の時間が必要となります。

そのため、史上最大の強力なウイルスといわれるエボラについても、まだ治療薬の開発を待つ段階にあるのです。

「赤血球」なのに「球状」でない理由

血液成分のひとつである赤血球は、その名称の中に「球」という文字が使われていますが、実はボールのような球状をしているわけではありません。

直径が7~8ミクロン、厚さが1~2ミクロンという円盤状です。ミクロンというのは、ミリの1000分の1の単位なので、非常に小さいことがわかります。

しかも中央が薄く凹んでいるため、一見するとドーナツのような格好に見えます。

なぜ、赤血球はこんな形をしているのでしょうか。


赤血球の役目は、酸素を体内の隅々にまで運搬し、不要な二酸化炭素を回収して戻ってくることです。そのため、体の末端に向かって、いろいろなサイズの血管を通過

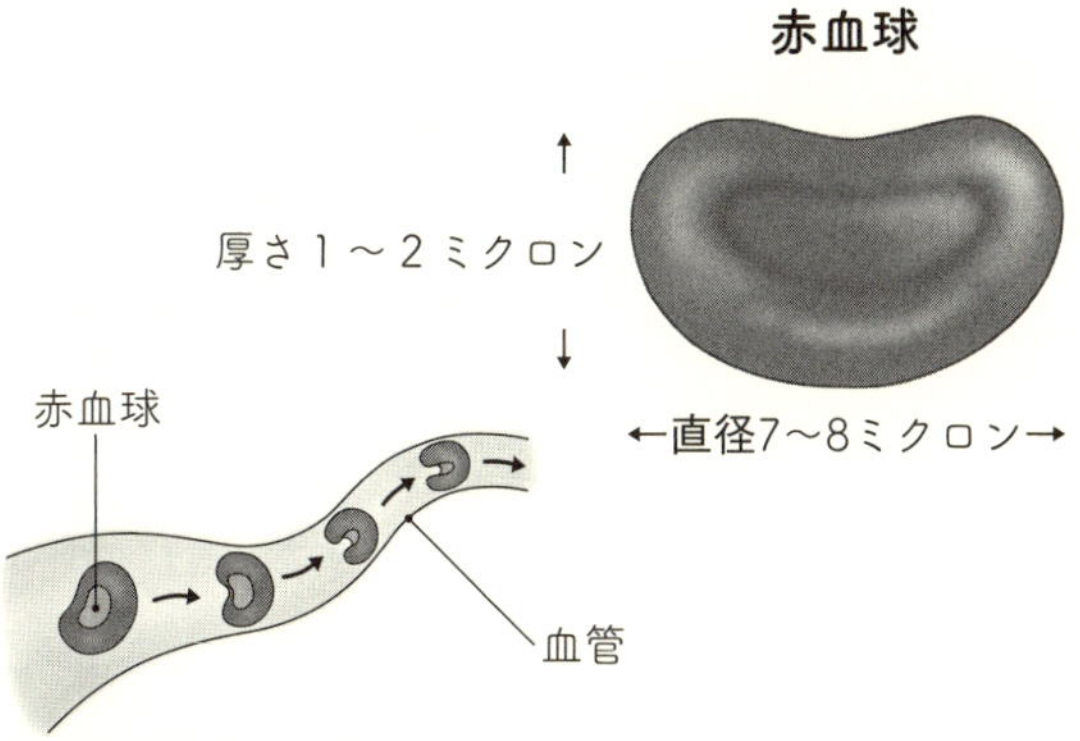

赤血球は変形することで、
毛細血管も通ることができる。

しなければなりません。

赤血球は細胞の中心である核がないため、自在に変形することができます。通常の血管では丸いまま流れていますが、血管が細くなればパラシュートのような形になり、直径1ミクロンという毛細血管ではもっと縮んで細長い銃弾のような形になって通過します。

こうした変形能力によって、体内の末梢部分にまで、酸素をいきわたらせることができるのです。

では、毛細血管まで通れるように、もっと小さい形ならよいのでは？　とか、元々細長い形状だったらどうか？　という疑問も生まれます。

しかし、酸素を効率よく運んだり放出したりするには、ある程度の大きさが必要であり、表面積が大きいほうが有利に働くのです。そのため、現在の形になったのだろうと推測されています。

こうしてみると、赤血球にとって変形する力というのはとても大切な機能です。この機能が失われてくることが、すなわち赤血球にとっての老化であり、それを脾《ひ》臓《ぞう》にあるマクロファージに認識されると処理されることになります。つまり、寿命を終えることになるのです。

「膿」は白血球の残骸だった！

傷口が化膿したときや扁桃腺《へんとうせん》が腫れたときなどに出てくる「膿《うみ》」。

この黄みがかった汁や塊は何なのだろう……と思ったことはないでしょうか。

これは、私たちの体の防衛システムである白血球が、体内に侵入して来ようとする細菌と闘った結果、発生した残骸です。

白血球とは血液成分のひとつで、赤血球より数は少ないですがサイズは大きく、さまざまな形態をしています。

種類は大きく分けて「顆粒球」「単球」「リンパ球」の3つで、常に細菌やウイルスから全身を守るために働いています。

顆粒球の中にもさまざまな種類があり、中でも最も数が多いのが「好中球」です。

好中球は普段は血液中を移動してパトロールしていますが、体内に細菌やウイルスなどの異物が侵入しようとすると、真っ先に〝現場〟に向かって血管から飛び出していきます（これを「遊走《ゆうそう》」と呼びます）。

その現場というのは、組織が壊れて異物が入りやすくなっている傷口や、のどの門番である扁桃腺などです。

そこで好中球は、侵入相手を敵と認めると攻撃を開始します。

免疫グロブリンや補体という物質の助けも借りて敵に密着して捕まえ、敵を自分の細胞内に取り込むのです（これを「貪食《どんしょく》」と呼びます）。

そして、活性酸素を産生して細菌を殺します。

その後、細菌は消化され、好中球自身はその場で死んでいきます。

闘い終えた好中球や他の組織、細菌などが集まったものが、私たちが目にする「膿」なのです。

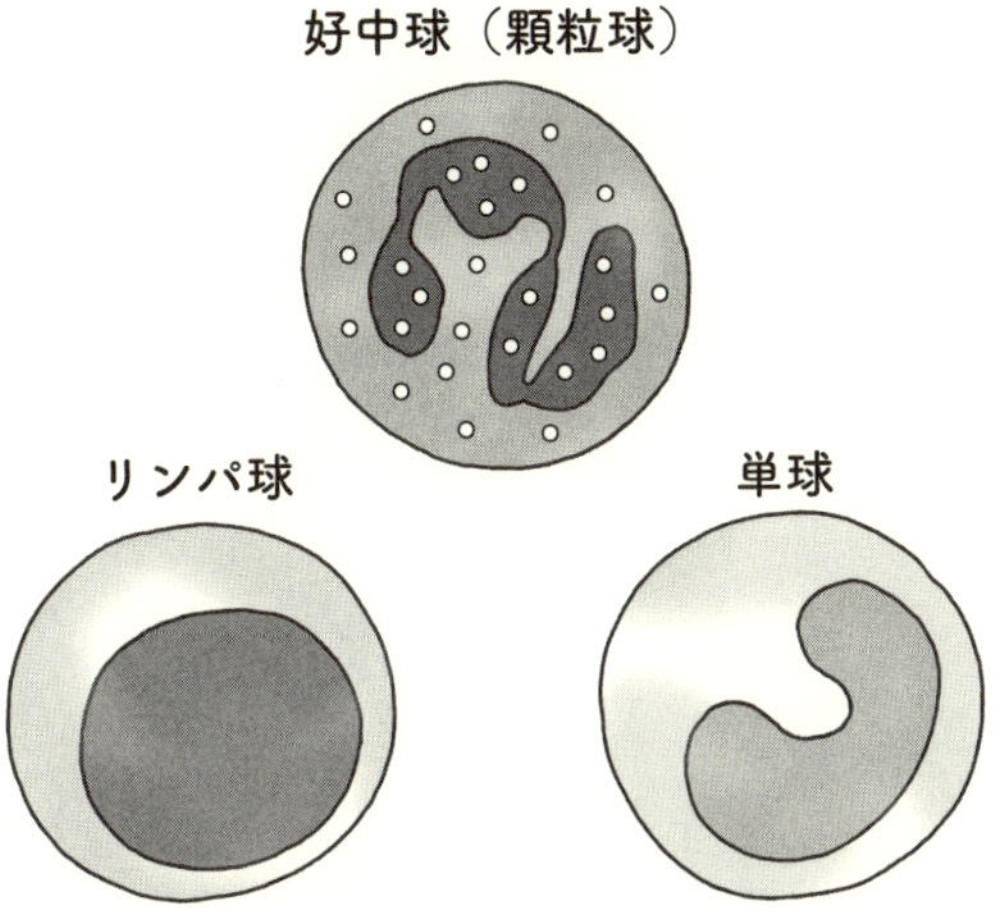

膿には何となく〝汚いもの〟というイメージがありますが、体を守ってくれた好中球（場合によっては他の白血球）の残骸。

そう思うと、そっと感謝を捧げたいものです。

ただし、膿の中には生きている細菌が混じっていることもあるので、長いおつき合いは避けたほうが安全です。

血液は一度、体の外に出すと〝変化〟する!?

「体外に出た血液は変化するのか、もし変わるのならどう変わるのか」を知るには輸血の例がわかりやすいでしょう。

「輸血」というと、「他者から血液を提供してもらうこと」を想像しがちですが、実はそれだけが、輸血ではありません。

予定された手術や出産などのように、あらかじめ輸血が必要と想定される場合は、事前に自分の血液を採取して保存しておき、輸血に使うことがあります。

これが「自己血輸血」という方法です。手術などの数週間前から採血して保存しておいた自分の血液を使用するのです。

自分の血液ですから、A、B、Oといった血液型の適合を気にする必要がなく、また白血球などによって起こる可能性がある「輸血後のさまざまな免疫反応」を避けられるというメリットがあります。

「それなら、いつも自分の血液を輸血すれば安全ではないか」というと、そうも言い切れない事情があるのです。


詳しくは91ページでふれますが、血液には寿命があります。

体内にあるうちは、常に入れ替わりがあってフレッシュな状態を保っていますが、採血して、人間の体外に出すと、寿命が来ても生まれ変わることはありません。

適温で保存しても、その有効期間は、血小板製剤で採血後4日間、赤血球製剤は21日間と限られてしまいます。

血液は保存している間にも、血中に存在する細胞が壊れたりして、さまざまな変化を起こします。有効期間を過ぎた血液を輸血すると、たとえ自分の血液を体に戻すのであっても、何らかの副作用を起こす可能性があるのです。

自己血輸血を行う割合は、現状、輸血全体の10％程度です。急を要しない手術で、患者さん本人に貧血などの症状がなく、感染症やがんに罹患しておらず、自己血で必要な輸血量を賄える場合に行われます。

しかしながら、本人の体調が悪ければ採血はできませんし、自分以外の血液を追加して輸血する必要性が予想される場合は、自己血輸血自体のメリットは、少なくなります。

主に自己血輸血が行われているのは、整形外科の骨折などの手術や心臓外科の手術。骨折した患者さんには採血が可能な方が比較的多いからです。

日本にはA型の人が多いのに「A型人口が年々増えない」のはなぜ？

血液型の割合は、国や民族によって違っていて、日本ではA型、O型、B型、AB型の順に多いということはご存じでしょう。

なぜ日本ではA型が一番多いのか？　なぜ国によって割合が違うのか？

残念ながら、こうした謎は、未だ解明されていません。

ところで、この血液型の割合はこれから変わっていくことがあるのでしょうか。

ある小さい集団だけに着目して考えると、日本にはA型の人が多いので、A型同士が結婚することが多くてA型の子どもが生まれやすいとか、A型とO型の両親から生まれた子どもはA型になる確率が高いからA型が増えていく……といったA型の増加が考えられます。

しかし、小さな集団を包括するような、もっと大きな集団で考えると、その様相は違ってきます。大きな集団の中では、もし、A型とO型の人が結婚してA型の子どもが生まれたとしても、その子どもがB型の人と結婚する可能性も高くなります。結果、B型とAB型の子どもが生まれる可能性もあるのです。

それぞれの割合は違うにしろ、4つの血液型の人がいて、長い年月にわたって繁殖をくり返していく……。そうすると、一時的には血液型の割合が変わることがあったとしても、長い目、大きな視点で見ると、結局は「割合は平衡」という状態になるのです。つまり、日本であれば、A型＝4割、O型＝3割、B型＝2割、AB型＝1割というバランスに落ちつきます。

もし、今後この割合が変わることがあるとしたら、グローバル化によって急激に国際結婚が増えていくことが現実化したときでしょう。

たとえば、日本にはRh−《マイナス》の血液型の人が0・5％しかいませんが、欧米では約10〜

15%いるので、国際結婚によって日本国内におけるRh－の人の割合が増える可能性があるといえます。

しかし、これもまた一時的な増加であり、長い年月を経れば、ある一定の割合に落ちついて、それ以上変わることはありません。

人の行き来のグローバル化によって、全世界的に血液型の分布が変わる可能性も否定できませんが、これもまた歴史という長い時間軸で見れば、平衡になるときが必ずやって来ることでしょう。

「飲む」薬より、「血管から直接体内に入れる」注射のほうが効きやすい？

ニンニク注射やビタミンC点滴、プラセンタ注射など、健康や美容のためにいいとされる療法が流行っています。

日常的には飲み薬で十分でも、急を要するときは注射や点滴をしてもらうほうが「すぐによく効きそう」というイメージがありますが、実際にはどうなのでしょう。

たとえば疲れているとき、ビタミンCの錠剤を飲むより、点滴で直接血管にビタミンCを注入したほうが効果が高いのでしょうか。

結論からいえば、どちらにもメリット・デメリットがあり、必ずしも注射薬のほうが効果があるとはいえません。

薬を注射で血管に注入すると、その成分の血中濃度が一気に高まって全身にいきわたるので、同じものを口から飲むより、確かに早く高い効果が得られる傾向にあります。しかし、そのぶん代謝されるスピードも速く、一気に元の状態に戻ってしまいます。

それに対し、飲み薬は胃を通過して小腸で吸収され、肝臓へ運ばれてから血流に乗るため、飲んでから効果が表れるまでに15~30分ぐらい時間を要します。現在は溶ける速度が違う層を重ねた、多層構造の錠剤などもあり、ある一定の濃度を長時間保つことができるようになっています。

つまり、「風邪をひいたからニンニク注射、ビタミンC点滴」という方法は、その瞬間は効果を感じるかもしれませんが、持続性についてはビタミンCの錠剤のほうが優れているといえます。

なおかつ、錠剤のメリットは、安価で、自分でいつでも服薬できるという点です。状況に応じて使い分けるといいでしょう。

注射や点滴が必要になるのは、まさに急を要するために即効性が求められるとき、もしくは強力な作用効果が必要とされるときです。

たとえば、輸血の副作用が起きてショック状態のときにステロイド剤を注射する、ノロウイルスやインフルエンザで水も飲めず、脱水状態のときに電解質を点滴するといった場合です。

また、個々人の体質によって、錠剤より点滴が有効なケースもあります。鉄欠乏性貧血の患者さんの場合、基本の回復方法は鉄剤を飲むことですが、まれに、飲んでも全く効果が表れないという体質の人がいます。そういう人には、点滴で鉄を投与します。

ただし、鉄剤の点滴には注意が必要で、余分に投入すると「鉄過剰症」といって、体内に鉄が過剰に蓄積され、肝障害や心不全といった重い臓器障害を引き起こす可能性があります。

経口薬の鉄剤のほうが安全性が高いので、吸収に問題がなければ、点滴より飲み薬が使用されます。

タバコで「赤血球・白血球」が増える!?

健康診断を受けると、「血液一般検査」の欄に白血球や赤血球の数値が表示されます。この数値で引っ掛かって「要再検査」となった方、意外に多いのではないでしょうか。

白血球の数値は通常、3500~9300／μL程度ですが、これが1万数千という値になると体内の炎症や、場合によっては白血病が疑われます。しかし、再検査で詳しく調べてみても何の異常も発見されず、なんと「喫煙」が原因と診断されることが多々あるのです。

タバコでなぜ白血球が増加するのか、未だにタバコ成分と白血球との関連は特定されていませんが、禁煙できずに健康診断のたびに再検査を受ける人も少なからずいます。患者さんの性別年齢に偏りはなく、若い女性もいます。

この場合、症状は何もなく、ただ白血球数が高いというだけなので、特に治療は必要ありません。


タバコの血液に関する影響でもうひとつ知られているのが、赤血球の増加です。タバコによって引き起こされる慢性の低酸素状態が原因といわれています。

また、ストレス多血症と呼ばれるものがあり、これは、中高年男性に多く、赤ら顔で、肥満があり、喫煙の他、飲酒量も多く、仕事が忙しくて、さまざまなストレスがかかっている人に多く見られます。

といっても、ストレス多血症では実際に赤血球の量が増えているわけではありません。血漿が減少しているために検査のうえでは赤血球が一見増えているように見えている状態で、これを「相対的赤血球増加症」といいます。

ストレス多血症では、特に赤血球を減らす治療はしません。

ただし、増えたままにしておくと、将来的には血液が〝ドロドロ〟になり、血栓ができやすいというリスクがあるため、ストレスの原因を取り除くよう、一般的な健康管理の指導が行われます。

このストレス多血症の人は、すでに、高血圧・高コレステロールといった生活習慣病を持っている、もしくは予備軍である場合が多いので、健康管理は重要です。言わずもがなですが、禁煙も健康管理のひとつです。

ちなみに、絶対的に赤血球が増加する病気もあり、こちらは「真性赤血球増加症」といいます。

この病気では、赤血球がどんどんつくられてしまいます。将来的には血栓ができるリスクがあるため、血液を抜く「瀉血《しゃけつ》」や薬による治療を行います。また、この病気では骨髄の機能がやがて低下して逆に貧血になったりする可能性もあります。

血液型が「A」「B」「O」「AB」の4つである理由

血液型は、輸血の研究過程で発見されました。輸血が始まったのは17世紀。最初は羊の血を人間に輸血するという大胆な発想で「異種輸血」を試みましたが、死亡事故があったためにあえなく禁止になりました。

19世紀に入ると、人の血を人に輸血する「同種輸血」へと進みましたが、もちろん血液型の存在を知らなかったために、成功しないときもありました。

20世紀に差しかかる頃、オーストリアの研究者であるランドシュタイナーが、研究スタッフから集めた血を混ぜ合わせることによって、血液の凝集が起こる・起こらないには、あるパターンが存在することを突き止めました。

そのパターンから、血液には3種類の型が存在することがわかり、1901年の論文で、グループA、グループB、グループCとして報告したのです。

後に、この「ABC」式血液型は「ABO」式血液型と呼ばれるようになります。

その後の研究によって、血液型の違いが赤血球の糖鎖《とうさ》構造によることが判明したからです。

赤血球の表面には糖鎖という紐状になった糖がくっついているのですが、その先端にN-アセチルガラクトサミンまたはガラクトースがついているものがあり、さらに何もついていないものもあることがわかりました。この差が血液のパターンを生みます。

糖鎖の種類別にN-アセチルガラクトサミンのついているものをA型、ガラクトースがついているものをB型と名づけ、どちらもついていないものをO型としたのです。

しかし、「O」が「ゼロ」なのか「オー」なのか混在していた時代が続きました。

つまり、C型=O型であり、O《オー》とは0《ゼロ》を意味するという解釈と、ドイツ語のohne=without（without A、without B）に由来する頭文字の「O」であるという、ふたつの解釈があったわけです。印刷物やスピーチなどでは一般に「O《オー》」が用いられてきました。1999年の学会作業委員会で、これまでどおり「O《オー》」として用いることが報告されました。

では、もうひとつの血液型であるAB型はどうなっているのでしょう?

この血液型の人は他に比べて割合が少なく、特にランドシュタイナーがいたオーストリアを始めとするヨーロッパでは5%前後しか存在しません。

ゆえに発見が少し遅れましたが、1902年に、AとBの両方の糖鎖を持つ血液型として見つかり、「AB型」と呼ばれるようになりました。

現在ではさらに血液型の研究が進み、ABO式血液型以外に、一般的に知られている「Rh」式血液型をはじめ、300種以上発見されています。

もっとも、血液型がなぜ存在するかは未だわかっていません。

「輸血」は人間が必要に迫られて考え出したシステムであり、自然界には存在しないことです。とはいえ、なぜ、ある一定の組み合わせで他人の血液を排除するようになっているかは謎に包まれています。

驚きの事実！ 植物に多いのは「O型」!?

植物には血液そのものがありませんが、血液型に類似するものがないかという研究は早くからされていました。

そこで、人の唾液から血液型物質を抽出する方法を植物にあてはめてみたらどうか、と考えた科学者がいました。

実際にその方法で植物の実や葉からの抽出物を調べてみると、調査した植物の約1割強に、血液型類似物質が含まれていることが判明したのです。

その結果、植物の大多数を占めているのは、人のO型に相当するH型類似だとわかりました。ちなみに人のO型は、日本では人口の3割程度です。次いで植物ではAB型類似が多く、A型とB型は少数派だったのです。

H型類似（人のO型に相当）の植物はたくさんありますが、主なものをあげると、ゴボウ、スイカズラ、クチナシ、ツバキ、サザンカ、ブドウ、ダイコン、カブ、キャベツ、カエデ類、モミジ類、モチノキ、ナシ、リンゴ、オランダイチゴ、ナナカマド、コブシ、ナンテン、アケビ、サトイモ、スズラン、エノキタケ、シイタケなど。

ＡＢ型類似には、ガマズミ、ミヤマシグレ、サンゴジュ、ハクサンボク、アセビなど。他に、スモモ、ブドウ、ソバ、カエデ類、ブナ、イチイ、マコンブなどがあります。

少数派のA型類似には、アオキ、キブシ、ヒサカキ、ウバメガシの4種、B型類似にはツルマサキ、イヌツゲの2種が見つかっています。

この植物の血液型分類によって、H型類似に属するカエデは紅葉し、ＡＢ型類似のカエデは黄葉するといった考察もされていますが、詳しいことはわかっていません。

植物間のコミュニケーション法の研究などもあるように、植物の世界のことはこれから徐々に解明されていくのでしょう。

大腸菌も「血液型に似たもの」を持っている!?

ペットのイヌやネコを見ながら、この子たちにも人間のように血液型があるのかな……と素朴な疑問を持ったことはありませんか?

人では血液型によって、赤血球の細胞膜にある糖鎖構造が異なるのですが、この糖鎖構造と同じ、もしくは類似のものが他の生物、自然界にもあるのではないかという研究は、かなり古くから行われていました。

その結果、人に近い動物については、ほぼ同じABO式の血液型が認められています。霊長目のオランウータン、ヒヒ、チンパンジーでは、人と同じA、B、O、ABの4種類の型が揃っていることがわかりました。

4種類揃っている動物は霊長目のみですが、イヌ、ネコ、ウシ、ウマ、ネズミ（ラット）は、A、B、O型の3種類を持っています。それ以外の動物は2種類で、ブタにはOとA型、ヒツジにはOとB型、ウサギにはAとB型が存在することがわかっています。

ちなみに、ほ乳類であるクジラが持っているのは1種類のみで、みなB型です。

さらに、この研究は爬虫類、両生類、ナマズ、ウナギ、二枚貝にまで行われています。爬虫類では、ミドリガメとワニはB型のみ、ヘビにはAとB型があります。両生類以下になると、赤血球上には抗原物質がないものもあるのですが、代わりに胃粘膜から発見されています。胃粘膜物質によると、ヒキガエルはAB型1種類、アフリカツメガエルはA型1種類と解明されています。

二枚貝のような無脊柱動物になると赤血球自体がありませんが、体液に含まれる糖脂質の活性パターンによって、ハマグリはOとB型、シジミとヌマガイはO型1種類のみとわかっています。

この研究は、身近な動物たちにとどまらず、微生物である細菌についてまで行われました。その結果、人の腸内に育成する大腸菌にも血液型があることが判明していま す。O27とO128がO型類似（正確にはH抗原）、O6がA型（A抗原）、O86とO 26がB型（B抗原）です。

これは、生まれたときにAならAの大腸菌をつくる遺伝子を持っているということであり、その後の環境によって、どのように腸内細菌叢《さいきんそう》が形成されるのかという解明につながっていきます。

「ドロドロ血」「サラサラ血」……本当に違いはあるのか

血液の状態をその健康度によって「サラサラ・ドロドロ」と表す言葉は、すっかり定着してきました。

しかし、健康な「サラサラ」血液はともかく、不健康な血液には、実のところさまざまな状態があって、「ドロドロ」というひと言では、まとめられません。

最近は「ベタベタ」「ギトギト」「ギュウギュウ」など、状態による言葉の使い分けもされています。これらの言葉は医学用語ではありませんが、病態をわかりやすく理解するために、覚えておくのもいいでしょう。

「ベタベタ血液」というのは、血液中を糖分が過剰に流れている状態で、悪化すると糖尿病を引き起こします。「ギトギト血液」は、中性脂肪やコレステロールといった脂肪分がたくさん流れている状態で、脂質異常症を引き起こします。

この「ベタベタ」と「ギトギト」の両方が合わさっている場合があり、これが、まさに血液に余分なものがいっぱい流れている「ドロドロ」状態です。将来的には、糖尿病と脂質異常症の両方を発症する危険性があります。

さらに、血液中に糖分や脂肪分が過剰に増えてくると、赤血球の膜が硬くなってくることがあります。すると、赤血球が持っている機能で、自在に形を変形させる「赤血球変形能」の低下が起こり、赤血球が細い毛細血管を通りにくくなります。それにより、細い血管で赤血球が詰まって連なったようになります。これも、血液の流れが悪くなった「ドロドロ」状態といえます。

いっぽうの「サラサラ血液」はその反対で、1つひとつの赤血球がくっつくことなく存在し、毛細血管もスムーズに通過していきます。これらの血液の流れを顕微鏡などで見れば、ひと目で違いがわかります。

ドロドロ血液が怖いのは、その後、糖尿病などの生活習慣病を発症し、そこから動脈硬化が進み、血栓ができて、脳梗塞や心筋梗塞といった死に直結する重篤な病気を引き起こす可能性が高いからです。

こうした生活習慣病関連とは違うのが、「ギュウギュウ血液」です。これは血が濃すぎる状態のことで、粘度が高くなるので「ネバネバ血液」ともいえます。

原因は、赤血球が異常に増えすぎてしまう多血症です。多血症にはいくつか種類がありますが、怖いのは真性多血症（＝真性赤血球増加症）で、これは血液の腫瘍《しゅよう》です。赤血球がどんどん増えることで血液粘度が高まり、血栓を起こして死に至ります。

治療をしなければ平均寿命が1年～1年半といわれていますが、血栓を予防する治療が確立してきているので、現在は、治療をすれば生存期間は10年以上という長期生存が可能になっています。

「ギュウギュウ血液」とは逆に、「スカスカ血液」というものもあります。これは、血が薄すぎる状態で、原因は貧血です。貧血にもいろいろな種類があります（155ページ、161ページ、164ページ参照）。

知っていると得をする！遺伝子鑑定にも使われる「HLA抗原」とは

血液型といえばA、B、O型などが一般的ですが、この識別は、赤血球の表面にA、Bなどの「血液型抗原」が存在するか、もしくは存在しないかでつけられます。同じように、白血球にも「白血球抗原」という物質があり、これは「HLA抗原」と呼ばれます。HLA抗原をつくっている遺伝子が「HLA遺伝子」です。

実は、HLA抗原は1954年に、白血球の血液型として発見されました。それから半世紀以上の時を経て、全身のほとんどの細胞に存在することが明らかとなり、いわば、その個人を特定する〝全身の型〟ともいえることがわかったのです。

その主な働きは、いろいろな病原体に由来する分子をその上に乗せて、体内の異物を排除する「T細胞」などに病原体の存在を認識させることです。

人は主なものだけで、ＨＬＡ－Ａ、ＨＬＡ－Ｂ、ＨＬＡ－Ｃ、ＨＬＡ－ＤＲ、ＨＬＡ－ＤＱ、ＨＬＡ－ＤＰの６種類のＨＬＡ抗原を持っています。

そして、それぞれの抗原には数十種類のタイプがあります。たとえば、ＨＬＡ－Ａには、Ａ25、Ａ26、Ａ34、Ａ66、Ａ29、Ａ30、Ａ31、Ａ32、Ａ33、Ａ74などのタイプがあります。

また、人は父親由来と母親由来の抗原をひとつずつ持っています。たとえば、ある人はＡ２、Ａ24、Ｂ44、Ｂ51を持っているといった具合です。

これらの抗原の組み合わせは数万通りにもなり、非血縁のふたりのＨＬＡの型が完全に一致する確率は、数百分の１から数万分の１になります。

したがって、親と子のＨＬＡ抗原（またはＨＬＡ遺伝子）を正確に調べることによって、親子鑑定などをすることができます。

ちなみに、輸血では、ＨＬＡの違いは問題にされません。ＨＬＡが違っていてもとりあえず大きな副作用は起きません。

しかし、臓器移植の場合はＨＬＡの違いによって拒否反応が出ることを抑えるため、できるだけ型を合わせることが重要です。

そのため、ＨＬＡの型が近い親や兄弟などの肉親からの提供を、受けることになります。

誰でも体内に持っている「血液ガス」って一体何？

「血液ガス」という言葉をご存じでしょうか？

聞き慣れない言葉かもしれませんが、「ガス」とは「気体」ですから、血液ガスとは、血液の中に含まれている気体＝酸素、二酸化炭素などのことを指します。

血液には実は、いろいろな気体が溶け込んでいます。

肺は、呼吸によって取り入れた酸素を血液に溶け込ませ、血液中の二酸化炭素を大気に戻すという「ガス交換」をしていますが、これは生命を維持するための根本的な生理活動です。

ですから、血液ガスといえば、血液に溶け込んでいる酸素と二酸化炭素のことを指し、その濃度が肺機能や健康状態をチェックする指針のひとつになります。

この検査を「血液ガス分析」といい、健康な人であれば、酸素・二酸化炭素の濃度はある一定のレベルにありますが、肺機能に問題があればガス交換がうまくいきません。数値によっては、呼吸不全と診断され、人工呼吸が必要になるわけです。

さらに、血液ガス分析では、血液がどれくらい酸性・アルカリ性に傾いているかも調べます。

人の場合、酸性・アルカリ性のバランスを示すpH《ペーハー》は常に7・4前後という非常に狭い範囲に保たれていて、腎臓や肺の働きが悪いと途端にバランスが崩れて、数値に表れます。

このように、血液ガスの分析検査を行い、酸素がどれくらい取り込まれているか、二酸化炭素がどれくらい残っているか、体が酸性あるいはアルカリ性に傾いていないかどうかを調べることで、肺や腎臓の機能を診ることができるのです。

出血した血液は固まるのに、血管内ではなぜ固まらないのか

血液の量は体重の約7〜8％。そのうち3分の1が急速に流出してしまうと、私たちは生命の危機にさらされます。

それを防ぐために、血液自体に「止血」という防御作用があります。

怪我などをして血管壁が破れると、血管内皮細胞（血管の内側を構成する薄い細胞の膜）の外側の組織の「コラーゲン」が露出します。

すると、これを感知した血液中の「血小板」が集まってきて、その部分にペタペタとくっついて「血栓」という血の塊をつくり、傷口をふさぎます。

これが止血の第一作用、つまり一次止血です。

血小板というのは、血球成分の中の一番小さい細胞ですが、赤血球と白血球がそれぞれひとつの細胞であるのと違い、骨髄の中にある巨核球という大きな細胞からちぎれた断片です。そのため核がなく、一見、何の役に立つのかわかりません。

しかし、いざ出血したとなると即座に集まってきて、止血のために中心的な役割を果たすのです。

ただ、血栓だけでは傷口からはがれてしまうこともあるので、同時に血液中の凝固《ぎょうこ》因子《いんし》が働きます。そのスイッチのひとつとなるのが、血液と血管外の組織液の出合いです。

ケガをして血液が血管外の組織に含まれる物質にふれることによって凝固因子が活性化します。

この凝固因子は血管外の物質にふれると、滝の流れのようにすごい勢いで活性の連鎖を起こし、最終的にはフィブリンという繊維物質をつくりだします。それが血小板同士をつなぎとめてがっちりと固めるのです。これを二次止血といいます。

以上が止血の仕組みですが、では逆に、普段、体の中では、なぜ血液は固まらずに流れているのでしょうか？

もちろん、ケガをしていないということもありますが、実は、血管壁の一番内側にある血管内皮細胞が一酸化窒素（ＮＯ）やプロスタサイクリンといったいろいろな物質を常に出していて、これらが血小板の働きを抑えているのです。

さらに、トロンボモジュリンという物質が血管内皮細胞の表面上にあって、凝固因子が活性化しないよう常に監視しており、血液凝固に関わるトロンビンという酵素が近づいてきたらその作用を抑えるという働きもしています。

こうしたシステムによって、何かのきっかけで偶然血小板が固まってしまったり、凝固因子が活性化してしまったりということがないように予防しているのです。これが、常に血液がサラサラと流れている理由です。

2章

血液から解き明かす「人体」の不思議

血液は、なぜ薬を「必要なところだけ」に届けられるのか

頭痛薬であれ、肝臓や腎臓の薬であれ、内服薬は飲むことによって胃や腸から吸収され、その成分が血液に入ることで効果が表れます。

では、薬の成分は血液によって、それぞれの臓器に運ばれ、届けられているのでしょうか？

実際は、血液が肝臓の薬を肝臓までピンポイントで運んでいる、などということはありません。

血液の中に溶け込んだ成分は血液と同様、全身をめぐっており「肝臓が必要としているのであれば肝臓で機能する」ということです。必要がないところでは、ただ流れるままで反応せず、必要としている患部の組織ではその受容体と薬の成分が反応し合

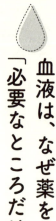

って、働きます。

ただ、薬の中には、特定の組織に入りやすいという性質を持ったものもあります。たとえば、肝臓に集まりやすく、肝臓で代謝されて胆のうに排泄されやすい薬というのがあるのです。このような薬は胆のう炎や胆管炎といった症状に役立ちます。

反対に、薬が入りにくい臓器というのもあります。

その第一は「脳」で、脳の組織と血液の間には「血液脳関門《けつえきのうかんもん》」という非常に強力なバリアーがあるため、抗生物質などの薬剤成分はなかなか侵入できません。そのため、脳炎などの脳の炎症や感染症、またはがんが起こった場合、いくら薬の血中濃度を高めてもあまり効果が出ないということがあります。

なお、血中に入った成分は全身を流れているので、必要な部分に作用する反面、必要のないところでも反応する可能性があります。それが「副作用」です。たとえば腰痛を抑える薬を飲んだために、肝臓の細胞が傷害を受けるということもあるのです。

そのため、腰痛ならば皮膚から薬剤を浸透させる湿布薬のほうが、効率がよく、なおかつ副作用を防げるというメリットがあります。

同じ人から採取しても「血液の色が異なる」ことがある!?

健康診断などで血液を採取されるとき、試験管に入って並んでいる血液の色を見て、「1つひとつ微妙に色が違うけど、人によって血の色が違うのだろうか」と思ったことはありませんか?

実際には、人によって色が違っているのではありません。

血液の色は、その人の、そのときの健康状態によって変わるのです。

そもそも、動脈を流れる血は酸素の量が多いため、鮮やかな真紅色をしています。

もっとも、採血を動脈からすることはないので、私たちは大ケガをしたときぐらいしか見ることがありませんが――。

私たちが採血で目にする血液は、静脈血です。静脈血は体内の二酸化炭素を引き取っているため、二酸化炭素が増えている状態で、通常、少し黒っぽい暗赤色をしています。

もしその静脈血が明るい赤色をしていたら、これは危険信号。

鉄欠乏性貧血のサインです。血色素であるヘモグロビンの量が減って血が薄くなっているため、血液の色も薄く、明るいサラッとした赤色になっているのです。しかし、貧血の治療をすれば、普通の暗赤色に戻ります。

極端な例では、過去に「黄色い血」と呼ばれるものがありました。日本でも行われていた「売血」の時代に生まれた言葉です。

その当時、中にはくり返し頻繁に血を売る人もいて、採血後に赤血球が回復しないうちにまた売血をするので、大部分が色の薄い血漿になっている「黄色い血」の人も現れたのです。

こんな血液では、せっかく輸血をしても効果が薄いうえ、肝炎ウイルスに感染していた場合は、その血液を輸血された患者さんが輸血後に肝炎などの副作用を起こすこともよくありました。

安全面や倫理面から望ましくないという声が高まり、追放キャンペーンが展開されました。そうした活動などにより、輸血用血液は献血によって確保する体制を確立するという閣議決定が行われ、売血の時代は幕を閉じたのです。

ちなみに、このように黄色くなってしまった血も、時間が経って赤血球が回復してくれれば、普通の色に戻ります。

「心臓」ではない！血液が生まれる場所はここだった

心臓は血液を送り出すポンプの役割を果たしていますが、血液をつくる工場ではありません。

二酸化炭素などを回収してきた血液を肺に送り、戻って来た酸素たっぷりの血液を今度は体中に送り出す、という働きを24時間行っています。

では、その血液はどこからやってくるのでしょうか？

実は、血液は骨の中でつくられているのです。

表面は密度の濃い骨ですが、その中心部は「骨髄腔《こつずいくう》」という空洞になっています。

その中にある骨髄が、いわば血液をつくる工場です。すべての血液細胞の元となる

「造血幹細胞」、造血を助ける「間質細胞」などが詰まっていて、日夜、血液を産生しています。

造血幹細胞は、全ての血液細胞の元となる細胞で、自己と同じ細胞を複製するのみならず、赤血球、数々の白血球、血小板などに分化しているのです。

そして、骨髄組織の中にある「類洞《るいどう》」という血管を通って、骨の外の血管に送り出されていきます。

こうした造血作用は、成人では、頭蓋骨、脊椎骨《せきついこつ》、胸骨、肋骨、骨盤の骨髄で行われています。

ところが、胎児の血液の生成過程はまた異なります。

妊娠直後、ごく初期の胎児の段階では、卵黄嚢《らんおうのう》という卵黄を包むのと同じような膜の中で造血がされているのです。

その後、妊娠中期には造血の働きは肝臓や脾臓に移り、出産が近づく後期に入ると徐々に骨髄に移行していきます。そして、出産までに造血作用は骨髄へ移行します。

ただし、新生児の頃は、成人のように限られた部位だけではなく、全身の骨髄で造血しています。成長につれて、手足など、外気温の影響を受けやすく造血に向かないところでは機能がなくなり、脊椎骨など体の中心部で、血液がつくられるようになるのです。

まれに、成人しても造血機能が骨髄に移行せず、肝臓や脾臓でつくられるケースもあります。これを「髄外造血《ずいがいぞうけつ》」といいます。

なぜ赤い血が流れているのに、血管は青く見えるのか

「青筋を立てる」という言い回しがありますが、その意味は「激しく興奮して怒ること」で、青筋とはこめかみに浮き上がる静脈を指しています。

こめかみの他にも、私たちが普段目にする血管といえば、手の甲、手首、肘の内側などにあるもので、これらはすべて静脈です。

これらの血管が、どれを見ても青く見えることを不思議に感じた方もいるのではないでしょうか。

血の色は赤く、静脈の血管壁の厚さは1㎜前後しかないのに、なぜ、血管は青く見えるのでしょう。

そもそも、血液が赤く見えるのは、その中の細胞のほとんどが赤い色をした赤血球であるから。さらに、赤血球が赤いのは、その細胞の多くを「ヘモグロビン」という色素成分が占めているからです。

このヘモグロビンは酸素との親和性が高く、体中に酸素を運ぶ役割を果たします。肺で酸素と素早くくっついて体内の隅々に運ぶわけですが、その酸素とヘモグロビンが結合すると鮮やかな赤い色になるのです。

つまり、動脈を流れる血液は酸素を豊富に含んでいるので真っ赤な色をしており、酸素をわたした後の静脈を流れる血液は少し黒ずんだ色をしています。たとえば、採血のときの血液が黒ずんで見えるのは、静脈から採っているからです。

しかし、血管が青く見えるのは、静脈血の色が黒ずんでいるからだけではありませんし、血管の色が青いからというわけでもありません。

血管は当然のことながら皮膚の下にあります。

皮膚とその下にある皮下脂肪などの組織が太陽光などの光を吸収し、または乱反射することによって、静脈は、私たちの目には青く見えるのです。

実際の血管の色は、動脈や他の臓器と同じようにピンクに近い色をしています。

ちなみに、皮膚が太陽光を吸収するのは、表皮細胞でメラニンを合成し、体内に紫外線が入り込まないようにブロックするためです。

紫外線は活性酸素を生み出す元なので、体にとっては〝毒〟になるときもあるため、メラニン合成が必要なのです。

B型はノロウイルスに感染しないって本当?

血液型によって、感染症のかかりやすさに差があるケースがあることをご存じでしょうか。

実は、血液型と感染症の関係は古くから知られています。

古来より恐れられてきたマラリアの研究においては、流行地域である熱帯・亜熱帯で、どの血液型に感染者が多いかという疫学データが集められています。すると、明らかに血液型による差異が見られたのです。

この研究は、現在も世界中で行われています。マラリアには4種類あるので、種類によって結果はやや異なりますが、マラリアにかかりやすいのはA型の人で、なおかつ重症化しやすいという情報があります。

マラリアはウイルスや細菌ではなく、マラリア原虫に寄生されることで感染し、発症すると赤血球が破壊されるという恐ろしい病気です。

破壊された赤血球が毛細血管に詰まり始めると、昏睡状態に陥ったり、また多臓器不全で死に至るケースも少なくありません。

A型がこのように重症化しやすいいっぽう、O型の人はかかりにくいうえ、かかっても重症化しないということがわかっています。

流行しやすい地域に旅行する際は、どなたも十分な注意が必要ですが、特にA型の人は用心怠りなきよう。

マラリアの他、現在までに血液型との関係がわかっている疾病は、ノロウイルスです。

ノロウイルスに感染すると激しい嘔吐、腹痛、下痢、発熱などに襲われます。幼児や免疫力が低下した老齢者は死亡する例もあります。

感染しても症状が出ない場合もありますが、無症状でもウイルスを持っているので、他人に感染させる危険があるやっかいな病です。

２０００年代の中頃、一番ノロウイルスに感染しやすいのはO型であるとの研究結果が発表されました。

しかしながらその後、ノロウイルスのうちでO型に感染しやすいのはその一部であり、別の血液型に結合するものもあれば、血液型に全く関係なく感染するものもあることがわかってきました。感染のしやすさについては、ノロウイルスの株の違いや、人の血液型物質の量などが複雑に関係していると思われます。

同じ血管でもここまで違う！「線維」から異なる動脈と静脈

血管は血液を送るパイプの役目をしており、「動脈」と「静脈」があることは学校で習ったでしょう。

心臓から送り出された血液を運ぶのが動脈、体の各組織で働いた血液を心臓に送り戻すのが静脈。同じ血管でありますが、役割に合わせて、つくりも、その強さも全く異なります。

動脈では心臓の拍動によって血液が送り出されていますが、全身に届かせるために、血圧110〜120という高い圧力をかけています。

血圧120という力は水を1m50cmも吹き上げる勢いになるので、もし心臓に近い

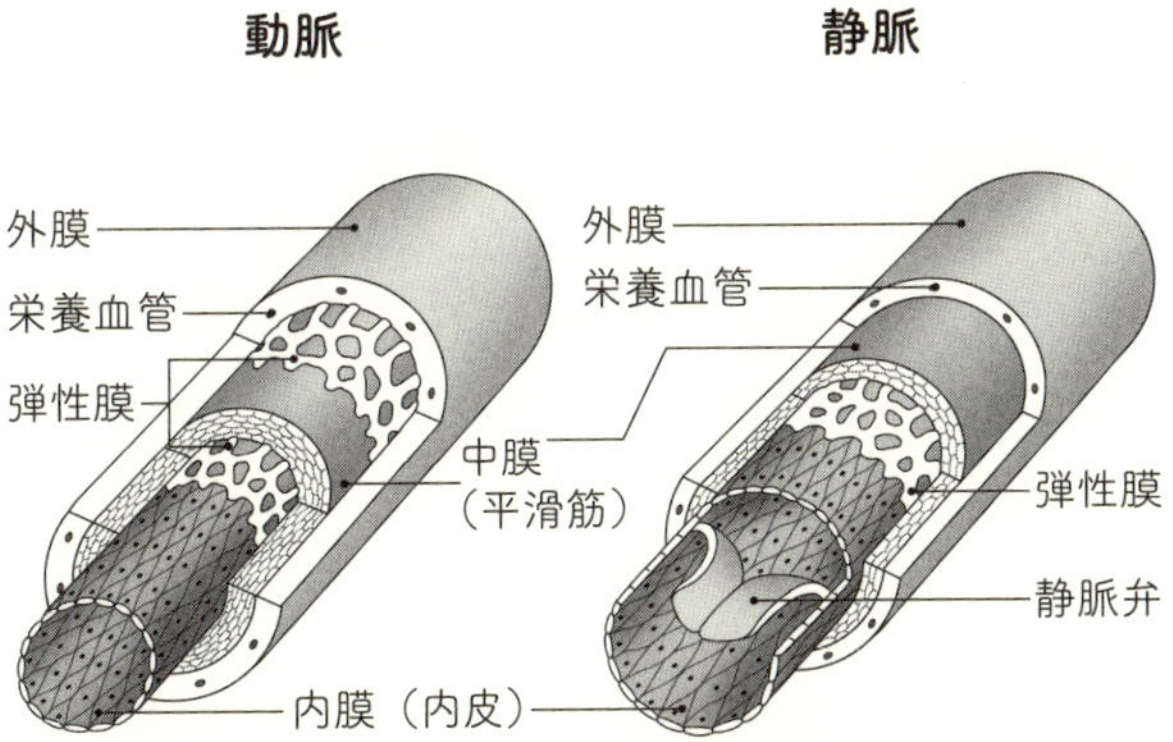

ところの血管が傷つけば、映画で見るような天井まで届く血しぶきが上がることになります。動脈はそうした強い圧に耐えられるようにできているので、血管の厚さや丈夫さが静脈とは全く異なります。

動脈は内膜《ないまく》・中膜《ちゅうまく》・外膜《がいまく》という三層の線維と筋肉でできており、それぞれ厚く、弾力性に富んでいます。心臓が拍動して膨らんだ血管を筋肉線維が押し戻すことで血管が収縮し、全身に血液をいきわたらせるのです。

それに比べて、静脈は同じ三層構造をしていますが、動脈より薄く、それほど弾力がありません。手や足の甲などに見られる血管はみな静脈なので、薄くて柔らかいのがわかるでしょう。ただ、動脈と違うのはところどころに弁がついており、血液が逆流するのを防いでいるところです。

このように、血管は心臓というポンプから送り出される血液の受け皿として、70〜80年の間、休みなく動いているわけです。特に動脈は、心臓からの強い圧を一生支え続けているので、それが動脈硬化の一因にもなります。

人間がつくり出す機械で、そんなに長い期間、休みなく動き続けることが可能な精巧なものはありません。それを考えると、私たちの体の精巧さと自然がつくり出す驚異には感嘆せざるを得ません。

なぜ、水をどれだけ飲んでも〝血液量〟が変わらないのか

最近耳にする健康法のひとつに「水を1日に約2ℓ、意識的に飲むようにすると、血のめぐりがよくなる」というものがあります。

血のめぐりがよくなると、体内に酸素が常にたっぷりいきわたるようになり、老廃物の回収もスムーズになり、代謝のいい若々しい体を保てるという理由で、この健康法を実践している方が多くいるようです。

しかし、そもそも、水を補給すると、血液のめぐりがよくなるというのは本当でしょうか。

口から摂取する水と、体の中を流れる血液に関して、そこまで大きな関係があるのか――。まずはそこから、考えてみましょう。

体からは汗や尿などで水分が排出されるため、そのぶんの水分を補給することは必要です。

水分を補給するとその水分は体内に吸収されるので、確かに血液の量は多くなります。しかし、それによって血液のめぐり（流れ）がよくなるということはなく、多すぎる水分は速やかに腎臓から排出されてしまいます。

なぜなら、私たちの体には「生体恒常性（ホメオスタシス）」という性質があるからです。これは、体に何らかの外部的・内部的要素で変化が起きたとしても、すぐに体を元の状態に戻そうという力が働き、「常に体は一定の状態に保たれる」というものです。

そのため水分補給で血液の水分量＝容量が増えたとしても、不要な分はすぐに排出されて常に一定に保たれるようになっています。たとえば、外気温が何度になっても、私たちの体温がそれに左右されることなく、常に一定に保たれているのと同じです。

したがって、平常時では、水をたくさん飲むことと、血液の循環は関係ないといえるでしょう。

ただし、脱水によって体内の水分量が不足している場合は、血液の容量も少なくなって非常に濃くなっているため、速やかな水分補給が必要です。このようなときに水分を補給すると、濃くてドロドロしていた血液が、サラサラの状態に戻り、体内の血液循環も正常になります。

脱水症状は、夏の炎天下にスポーツやレジャー、仕事などで野外活動をしているとき、またはクーラーのない室内に何時間もいるときなどに発生します。自分で気がつかないうちに症状が進み、ひどくなると熱中症を起こして倒れることもあるので、注意が必要です。

なるべく、こういう環境に長時間いることを避けたほうがいいのですが、現実には、避けられない場合も多々あります。

そんなときこそ、まめに水分補給をすることが非常に大事です。このような状況では、まさに水分補給によって血液の循環を正常に保つことができるといえるでしょう。

「つらいアレルギー反応」と血液の切っても切れない関係

花粉や食べ物、薬、化粧品などによってアレルギーが起こり、その症状に悩まされる人が増えています。

アレルギーは免疫反応のひとつの表れです。

免疫は、自己と非自己を察知し、異物である非自己を排除するという働きですが、その反応がたまたま自分にとって不利な状態を起こしてしまうことをアレルギーと呼んでいます。

たとえば、花粉といった異物が侵入してくると、病原体の外部からの侵入を察知する「免疫グロブリン」という抗体の中の「ＩｇＥ」が肥満細胞に結合し、さらに異物である花粉に結合します。すると、その肥満細胞から「ヒスタミン」という物質が過剰に放出されます。その結果、鼻水・鼻づまり・くしゃみといった症状が表れるわけです。

こうしたアレルギーは体の至るところで起こります。

気道の炎症が続く喘息はブタクサなどの花粉を吸い込んだときなどでも起こり、化粧品などによる接触皮膚炎といったアレルギー反応は皮膚で起こりますが、その反応を引き起こす抗体は血液の中にあるのです。

つまり、抗原（＝アレルゲン・アレルギーの原因となる物質）に対して反応する抗体は血液の中に存在しており、アレルギーと血液は切っても切れない関係にあるといえます。

抗体（＝免疫グロブリン）には、「ＩｇＧ」「ＩｇＭ」「ＩｇＡ」「ＩｇＤ」「ＩｇＥ」という5つの種類があります。

そのうちＩｇＥは即時型のアレルギーを引き起こす抗体として知られています。気道や皮膚、消化器官などの肥満細胞と結合して、大量のヒスタミンを放出し、さまざまな症状を起こします。

特にサバやピーナッツ、ソバなどの食物アレルギーの症状は強烈で、消化管から成分が吸収されて血中に入りIgEと結合すると、その後、即座にいろいろな反応が起こり、あっという間に全身ショック状態となって、命の危険にさらされることがあります。

これを「アナフィラキシーショック」といいます。アレルギー反応の代表的なものであり、全身に強烈な影響を及ぼします。

本来は「生体防御機能」である免疫システムが過剰に反応してしまい、花粉や食物など害のない抗原にも攻撃をしかけ、それがいきすぎて死に至ることもあるとは、皮肉な現実です。

血液型「Rh＋」と「Rh－」の夫婦が、第一子出生後に必ずすべき処置とは？

血液型には300以上の種類がありますが、輸血の際には、ABO式の他に、Rh式の「Rh＋」であるか「Rh－」であるかの判定が非常に重要になります。

Rh＋とは「D因子」と呼ばれる物質を持っている血液で、Rh－の輸血を受けても問題ありません。

しかし、D因子を持っていないRh－の人がRh＋の輸血を受けると、1回目は何も起きませんが、その後、体内でD抗体がつくられるため、次回の輸血から重大な副作用が出てしまうのです。

こうした輸血の原理は妊娠にもあてはまるため、Rh＋の男性とRh－の女性が子どもをもうける場合は、気をつけなければならないことがあります。

その夫婦の間にできた胎児がRh＋だった場合、妊娠中や出産時に胎児のRh＋の赤血球が母体の血液中に入り、母親にRh＋血液型に対する抗体をつくらせることがあるからです。

通常ひとり目の子どもの場合に問題は起こりませんが、抗体がすでにできている母親が再びRh＋の子どもを妊娠した場合（第２子以降の妊娠）、母体が産生したRh血液型に対する抗体が胎児血中に入り、赤血球を破壊します。

すると溶血が起こり、胎児が貧血となってしまうのです。貧血が重症の場合は心不全などが起きて「胎児水腫《たいじすいしゅ》」となり、死産に至ることがあります。

無事に生まれた新生児でも、溶血が亢進《こうしん》すると、その分解産物として「ビリルビン」が産生され「黄疸《おうだん》」が起きます。ビリルビンは新生児の脳組織に入り込んで神経組織を傷害し、「脳性まひ」などを起こします。

このようなことが起きるのを防ぐために、妊娠した母親は必ずRh血液型を調べ、Rh−である場合には、妊娠中や出産直後にRh血液型に対する抗体（抗Dヒト免疫グロブリン）を投与されます。これによって、胎児から母体に入った可能性のあるRh＋赤血球を壊して、それに対する抗体ができるのを防止するのです。

この方法で、現在ではRh−の母親の妊娠によるRh抗体産生をほぼ完全に防ぐことができますので、Rh−だからといって不安になることはありません。

不幸にしてRh＋に対する抗体を産生している母体が妊娠した場合は、母体の血液や胎児を注意深く観察して適切な治療を施すことになります。

なぜ妊婦さんは、血液型の違う子どもを体内で育てられるのか

A型の父親とO型の母親の子どもはA型の可能性があるので、母親と胎児の血液型が違うのはよくあることです。

しかし、輸血のときは血液型を間違えると、輸血された側に重大な副作用が出るのに、なぜ、妊娠においては体内に血液型の違う〝人間〟がいても、母親に（また胎児に）影響が出ないのでしょうか。

実は、母体と胎児は血液のやり取りをしていないのです。母胎内で、母体と胎児の血管はつながっていません。では、母体はどうやって胎児に酸素や栄養をわたしているのでしょう？

それらを運搬しているのはやはり血液なのですが、胎児に免疫反応を起こさせない

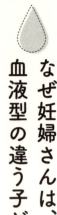

優れた仕組みがあるのです。

胎盤には母体を循環している血液と胎児の体の中を循環している血液が接するところがあります。ここには胎児に必要な酸素や栄養成分だけをわたせるように、非常に重要な「膜＝フィルター」がついています。このフィルターによって、母体の血液から必要なものだけを胎児の血液に送り、赤血球や白血球といった血液細胞そのものは通しません。また逆に胎児は、不要になった老廃物を母体にわたします。このときもフィルターは胎児の老廃物だけを通し、胎児の血液細胞は母体に流れ込まないのです。

このフィルターの機能や働きなどについては、まだすべてが解明されておらず、謎の部分がたくさんありますが、この1枚によって母体と胎児の血液が交差することが避けられているのは間違いありません。

ただし厳密には、フィルター越しに多少血液が行き来してしまうこともあるようです。その結果、まれに胎児や母体が免疫反応を起こすことがあります。たとえば、母親がO型で子どもがA型の場合、母親の血液中に存在するA型に反応する抗体が胎児にわたってしまい、胎児が溶血性貧血になる、などというケースもあるのです。

なぜ極度に緊張すると、顔が真っ青になるのか

人前に出て緊張したとき、あるいは、ミスが発覚するなどマズい状況に陥ったとき、よく「顔色が青くなる」といいます。

言葉だけでなく、実際にそういう人を見ると、まさに血の気が引くようにサーッと顔色が変わっていたりします。

その反対に、怒っている人を見ると、顔が真っ赤になっていたりします。

どうして、顔色は心情に左右され、変わるのでしょうか？

顔面にはたくさんの細かい血管が集まっています。そのため、その血管を流れる血液の量によって顔色が変わるのです。

つまり、血液がたくさん流れているときは赤くなり、少なくなれば青くなるというわけです。

この血液の量を調整しているのは、自律神経です。

自律神経は内臓機能の調節、血液の運搬機能調節、栄養吸収などの働きを、人が無意識のうちに行っています。

自律神経は大きく分けて、「交感神経」と「副交感神経」という、正反対の働きをするふたつの神経から成り立っています。

人は緊張したり、ストレスを感じる場面に遭遇すると、自然に交感神経が優位に働いて、体は活動モード（闘争モード）に入ります。

すると、心拍数を高め血流量を増やし、かつ血管を収縮して脳や心臓などの内臓系に血液をより多く回すようになり、皮膚の表面は血流が減ります。

だから、顔色が白くなるのです。実際は白く見えることを、「青くなる」と表現しています。「顔面蒼白」という言葉もあるので、「青白くなる」というのが正解かもしれません。

また、海やプールの冷たい水に長い時間入っていると、唇が青くなるのもこの理屈です。寒さによって血管が締まり、なおかつ血液は内臓に集まるようになるので、顔や唇の血流が減ってしまうのです。

その反対に、リラックスしたり、お風呂に入ったりして温かくなると副交感神経が働いて血管が開くので、血流が増えて顔が赤くなります。

怒ったとき、お酒を飲んだときも血管が開き、人によっては顔が赤くなるのです。

たった4カ月ごとに入れ替わる!?血液の寿命とは

私たちの体をつくる37兆個もの細胞は、常に生まれては死に、また生まれるというサイクルをくり返していることはご存じでしょうか。

常に体中をめぐって働いている血液も、同様です。そして血液にも当然ながら、寿命があります。

血液の細胞のひとつが、赤血球です。

血液細胞（血球）の中では圧倒的に数が多く、1つひとつの細胞がへモグロビンをパンパンに詰めて、体中に運んでいます。その赤血球の寿命は、およそ120日。

赤血球は「変形して」細い血管の中に入っていくのですが、古くなった赤血球は変形するという大事な機能が失われ、大事な分子も変化を受けて機能が低下し、体の中の異物を捕食・消化する「マクロファージ」によって処理されます。

赤血球は120日という一生の間ずっと血管内を走り続け、体中に酸素を届け、二酸化炭素を回収するという働きをしています。


血液中の細胞にはその他に、白血球と血小板があります。

白血球は、外部から侵入する敵や内部の異常物質を見つけては排除する生体防衛の役割を担っています。リンパ球や好中球などいろいろな種類があり、種類によって寿命は、わずか1日のものから数カ月、また数年というものまであります。

白血球の寿命の終え方は赤血球とは違います。「アポトーシス」するのです。アポトーシスとは細胞の中にあらかじめ組み込まれているプログラムによって自己死するという、細胞が寿命を終えるときのひとつの形です。

血小板は、出血したときに血液を凝固させる働きを担っている細胞で、その寿命は7~10日。老化に伴って脾臓で処理されます。

液体の血液が「酸素」を体の隅々まで運べる〝不思議なメカニズム〟

「血液が酸素を運ぶ」といいますが、実際、どのように運んでいるのでしょうか？　液体の中では気体の酸素は浮いてしまうのでは……という疑問が生まれます。しかし、その答えは簡単です。

血液に限らず、どんな液体の中にも気体は溶け込めます。たとえば、炭酸水は、水の中に炭酸ガスが溶け込んでいるものです。水には酸素が溶け込んでいますし、尿にはアンモニアという気体が溶け込んでいます。

血液の中にも「血漿」という液体成分があり、肺に入った酸素はまず、この血漿部分に溶け込みます。ここまでは他の液体と同じですが、血漿の酸素溶解度はそれほど高くないため、血液は効率よく酸素を運ぶための素晴らしい仕組みを構築しました。

それが、赤血球の中のヘモグロビンです。

血漿に入った酸素は赤血球の膜を通過して、赤血球の中のヘモグロビンと結合するのです。赤血球は、その容積の85％を占めるほどのたくさんのヘモグロビンを持っています。このヘモグロビンには酸素を結合する非常に高い能力が備わっているため、どんどん酸素を結合して、体中に運搬します。体の末端組織に到着すると、今度は結合した酸素をどんどん手放して組織に移動させ、酸素を体の隅々にまでいきわたらせます。

また、赤血球は血管の細さに合わせて、自由に形を変えられるので、体の各所にまんべんなく血液を届けることができるのです。

つまり、血液が酸素を効率よく運べるのは、赤血球という特殊な形と変形能力を持った細胞とその中にぎっしり詰まっているヘモグロビンのおかげです。

ちなみに、血液が赤いのはヘモグロビン（血色素）の存在によります。また、ヘモグロビンの合成には鉄が欠かせないので、鉄不足になるとヘモグロビンが減ってしまい、貧血状態になります。

A型からB型へ……血液型がガラリと変わることがある！

血液型は遺伝子によって決まるため、一生涯変わることはありません。そんなの常識と思いきや、実はひとつだけ例外があります。それは、骨髄移植などのいわゆる「造血幹細胞移植」をした場合。移植された患者は、その提供者（ドナー）の血液型に変わってしまうというのです。

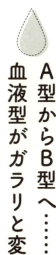

そもそも造血幹細胞移植というのは、白血病や再生不良性貧血など、血液難病の治療法のひとつです。

白血病は血液のがんであり、骨髄の中に存在する造血幹細胞（血液細胞の元）の分化と増殖に異常が起こって、がん化した白血病細胞が無制限に増えていきます。すると、正常な血液細胞が減ってしまうという病気です。

そこで、ドナーから正常な造血幹細胞を採取し、それを静脈内に注入して骨髄に定着させるというわけです。新しい造血幹細胞の定着には約３週間かかり、そこから血液を生成し始めます。

ちなみに造血幹細胞移植は、以前はドナーの骨髄から採取した造血幹細胞を移植する骨髄移植が中心でしたが、現在は、ドナーの末梢血やさい帯血（へその緒の血液）から採取した造血幹細胞も積極的に移植に使われています。


では、この治療で血液型が変わるとは、どういうことなのでしょう。

「自分と違う血液型の血を体に入れるって、そんなこと可能？」という、疑問が浮かびます。

大丈夫、それは心配いりません。なぜなら骨髄移植で適合性を必要とされるのは、白血球の血液型であるＨＬＡの型だからです。よく知られているＡＢＯ型は、赤血球による分類なので、ＨＬＡの型が合っていればＡＢＯ型が違うドナーからの提供もできるのです。

問題はむしろ、HLA型が一致する可能性が非常に低いこと。両親と完全に一致する確率は非常に低く（HLAは両親から半分ずつ遺伝するので）、兄弟姉妹で25％（一卵性双生児の場合は合致）、非血縁者では数万人に1人の場合もあります。

みごとHLA型が合って移植した場合、ドナーがB型であれば、患者がA型であっても、やがてB型に変わります。ドナーの造血幹細胞が骨髄に定着するとどんどん増殖を始め、しばらくはA型とB型の血液が混在しますが、徐々にその割合が変化していき、最終的にはB型になるのです。

さて、「血液型が変わったら性格も変わる？」と気にする人もいそうですね。答えはNOです。移植を行った臨床医の間でも「それで性格が変わった人を見たことがない」といわれています。

赤血球の量は「エリスロポエチン」が決めていた

すべての血球の元である造血幹細胞は、やがて赤血球、白血球、血小板へと分化し、それぞれ成熟していきます。その成熟の過程では、造血幹細胞の増殖・分化を促進する「造血因子」が必要になります。

赤血球の成熟に必要なのは、腎臓で生成される「エリスロポエチン」というホルモンです。

赤血球に分化したばかりの幼い細胞は、細胞の表面にエリスロポエチン受容体という受け皿のようなものを出します。

そこには「JAK2《ジャックツー》」という酵素がついていて、エリスロポエチンがくっつくと活性化します。するとその奥にある分子も刺激されて活性化、さらにそれが次の分子を刺激して活性化するという具合に、エリスロポエチンがくっついたという信号が、次々に伝えられていきます。

最終的には細胞の奥深くにある核の中に信号が伝わり、眠っていた遺伝子の形質や機能が現れてきて、赤血球を成熟させる遺伝子が働き始めるのです。

こうして、赤血球に分化したばかりの幼い細胞は成熟し、エリスロポエチンの量によって必要な分だけ増加していきます。

腎臓には血液中を流れている酸素を感知するセンサーがあります。

赤血球は酸素を運ぶトラック、酸素は荷物です。酸素が少なくなると体がダメージを受けるので、それを感知した腎臓はエリスロポエチンをせっせと産生し、トラックである赤血球を増やして、酸素を運ぶ力を増強するというわけです。

しかし、腎臓の機能が低下すると、エリスロポエチンの産生量が減るため、赤血球不足となり、貧血を起こします。これが「腎性貧血」です。このような状態になったら、エリスロポエチンを注射して治療します。

ちなみに、このエリスロポエチンの働きを利用したのが、スポーツ選手が行う「高地トレーニング」です。酸素が少ない高地に行くと、より多く酸素を運ぶためにエリスロポエチンが増えるので、平地での競技で有利になるというわけです。

余談ですが、この効果を手っ取り早く手に入れようとしてエリスロポエチン製剤を注射すると、ドーピングになってしまいます。

暑くても寒くても、体温が一定に保たれているのはなぜ？

汗をかく暑い日に測っても、寒くて手足がかじかむ日に測っても、体温は常に一定に保たれています。病気などで熱があるときを除けば、気温差に左右されることはありません。なぜでしょうか？

鳥類や脊椎動物の活動にとって、体温を一定に保つことは、非常に大事なことだからです。こうした働きを「恒常性」または「ホメオスタシス」と呼びます。

基本的には、筋肉などの細胞そのものの活動によって熱が産生され、大脳の視床《ししょう》下部《かぶ》といわれる部位にある体温調節中枢が体温を一定に保つように調節しています。

血液の循環も体温の調節に一役買っています。

外界が寒いと人間の体も冷やされる傾向になりますが、それを防ぐために、体表近くの血管は収縮して、血液があまり体表近くを通過しないようにします。こうすることで体内を循環する血液が冷えないようにしているのです。

逆に、外界温が高くなると、体温が必要以上に高くなるのを防ぐために、体表近くの血管が拡がって血液がより循環するようになります。これによって熱を外界に放散し、体温の上昇を防ぎます。

液体である血液は、容積あたりの熱の取り込み量が大きいので、全身をめぐることによって、体内で発生した熱を非常に効率よく体の隅々に届けています。その血液の流れを調節することによって、一定の体温が保たれているわけです。

3章

知っていると一目置かれる「献血の話」

なぜ、O型だけがすべての血液型に輸血できるのか

現代であれば、多くの人が自分の血液型を知っています。

しかし、血液型が発見されたのは1901年、20世紀初頭のこと。それまでは、血液型という概念すらなかったので、輸血を行ってもその結果は運任せであり、血液型が適合しない場合、死亡することもある時代が長く続いていたのです。

オーストリアの病理学者であるランドシュタイナーが、他人同士の血液を混ぜると凝集する場合があることに気づき、世界で初めて血液に「型」が存在することを発見しました。

赤血球の表面に、Aという物質（抗原）が乗っていればA型、Bという物質（抗原）が乗っていればB型になります。AもBも乗っていればAB型、どちらもなけれ

ばO型です。つまり、血液型を決めるA、Bという物質（抗原）があることがわかったのです。ABO式血液型の発見です。

ABO式血液型は遺伝的な要因により決定し、A型の人は生まれながらにしてBという物質（抗原）に対する抗体（抗B）を持っています。つまり、A型の人の体に、B型の血液が侵入する（輸血される）と、それを阻止しようとする抗体が働いて、入ってきた血液（輸血血液）を凝集してしまうのです。

B型の人も同様で、A型に対する抗体（抗A）を持っています。AB型の人はAという物質、Bという物質を両方持っており、抗Aと抗Bはどちらも持っていません。

しかし、O型の人の血液にはAという物質もBという物質もありません。

そのため、O型の血液（赤血球）を他の血液型の人に輸血しても凝集などの反応は生じません。

ただし、現在の輸血医療においては、患者さんと同じ血液型の血液を輸血することが基本になっています。

その理由は、O型はAという物質もBという物質も持っていませんが、抗Aと抗B

を持っているからです。これは、自分の型でないものに対する抗体を必ず持つという自然の原理です。

そこで、O型の血液をA型の患者さんに輸血すると、抗Bは働きませんが、抗Aが患者さんのA型を「攻撃」してしまうことがあります。その「攻撃」による副作用は強力ではないにせよ、患者さんと同じ血液型の血液を輸血したほうが、こうした副作用のリスクが生じにくくなるのは明らかです。

患者さんのABO血液型を判定する時間的余裕がない場合、緊急的な対応として、ひとまずO型の血液を輸血する場合はありますが、通常は患者さんと同じ血液型の血液が輸血に用いられます。

「へその緒の中にある血液」も輸血できるって本当？

妊娠中の母親と胎児を結ぶ「さい帯」（へその緒）は、栄養や酸素などをやり取りする重要なパイプですが、赤ちゃんが生まれてしまえば不要になります。その一部を切り取り、「へその緒」として保管する習慣がありますが、残りは捨てられているのが現状です。

しかし、このへその緒には利用価値があります。

へその緒から採取される血液は新生児由来の血液で、「さい帯血」と呼ばれます。この中には、さまざまな血液細胞の元となる「造血幹細胞」がたくさん含まれています。したがって、骨髄から採取した細胞と同様に、造血幹細胞移植に使えることがわかっているのです。

日本をはじめ多くの先進国で、「さい帯血バンク」のシステムが整備されています。ここでは、出産近くなった妊婦さんの協力と同意を得て、赤ちゃんの出産時にそのへその緒の静脈から血液を採取します。赤ちゃんにはほとんど影響はありません。

採取されたさい帯血は直ちにバンクに運ばれ、そこで適切に処理して凍結保存されます。全国のバンクで、型を調べた多数のさい帯血が保存されています。

そして白血病の治療などで、第三者からの造血幹細胞の移植が必要な患者さんに、型の合ったさい帯血を提供しています。このさい帯血は、十分な設備を備え、訓練の行われた病院でしか採取はできません。

また、ウイルスや細菌などの病原体を含んでいないことや、十分な数の造血幹細胞を含んでいなければなりません。

いずれにしても、造血幹細胞の提供者に全く負担をかけない方法ですので、特に日本では毎年、骨髄移植とほぼ同じ数のさい帯血移植が行われています。

「輸血」とは、ただ、血液を体に入れるだけではない！

輸血とは、献血後の血液そのままを患者さんの体に入れるものだと考えがちですが、そうした輸血が主流だったのは、過去の話。

「そのままの血液」を体の中に入れる「全血輸血」は、現在ではほとんど行われていないことをご存じでしょうか。


全血献血で採血された血液のほとんどは遠心分離機などによって、赤血球部分と血漿部分に分けられ、成分ごとの血液製剤（血液を原料とする医薬品）がつくられます。

また、「血小板成分献血」や「血漿成分献血」で採血された血液は、その成分を元にした血液製剤がつくられます。

赤血球は体内の組織に酸素を運搬する機能を持ち、血小板は出血したとき止血をする働きを持っています。血漿は血液を遠心分離したときにできる上澄み液で、血液を固める凝固因子などを含んでいます。

そして、貧血で赤血球が足りない人には「赤血球製剤」を、血液を固める因子が足りず、出血している人には「血小板製剤」や「血漿製剤」を、というように、それぞれの患者さんに必要な成分のみを輸血するようになっています。

これを、全血輸血に対して「成分輸血」といいます。

もちろん現在でも、大量出血している場合は全血輸血が行われる場合もありますが、その割合は1％未満であるのが実態です。また、その場合も各成分の製剤をあわせて使うのが、現在の主流です。成分輸血が主流になったのは、血液を成分ごとに分離できる技術が進歩したためです。

そもそも、なぜすべての成分を含んでいる「血液」でなく、血液を成分ごとに分離したものを使うようになったのでしょうか――。

それは必要な成分だけを輸血できれば、患者さんにとって不要なものを体内に入れずに済むので、患者さんの体に余分な負担をかけずに済むからなのです。

かつては、たとえば血小板だけが必要な人にも、全血輸血が行われていました。血液中の血小板は使われますが、他の成分は不要です。

すると、体の中に入ってきた赤血球に対して何らかの反応が起きたり、また血管内の血液が増えて心臓や肺などに負担がかかるなど、副作用や合併症が起きることもあったのです。

このような副作用を減らすことが、成分輸血の一番の目的です。

ちなみに献血会場においても、「全血献血」だけでなく「成分献血」(血小板成分献血、血漿成分献血)の受け入れが行われています。

中でも、「血小板成分献血」で得られた血液から製造される血小板製剤の有効期間は採血後4日間と非常に短いため、定期的な献血協力を必要としています。

血液製剤の中には「ゆらし続ける」ことでしか保存できないものがある!?

献血された血液は、まず、血液型やウイルス感染症関連の検査を行った後、輸血用血液製剤となります。その後、必要としている医療機関に届けられるまで、専用の保管庫の中に保管されます。

輸血用血液製剤には、大別して、「全血製剤」「赤血球製剤」「血漿製剤」「血小板製剤」があり、それぞれ最適な条件下で保管されます。

たとえば、全血製剤や赤血球製剤は2~6℃の冷蔵庫の中に、血漿製剤はマイナス20℃以下の冷凍庫の中で、静かに保管されます。

それに対し、血小板製剤は、20~24℃の室温で、しかも、ゆっくりゆらし続けた状態で保管されるのです。

それは、製剤中の血小板が呼吸をしているからです。

血小板は酸素のやり取りが必要な細胞であるため、呼吸ができなくなると、機能が徐々に低下してしまう性質があります。


1980年代の研究によって、血小板はゆらし続けた状態で保管することによって、その機能を維持できることが発見されました。

血小板製剤は液体成分である血漿に血小板を浮遊させた製剤ですが、そのまま放置しておくと、製剤中の血小板はバッグの底に沈殿し、重なり合って外気にふれられなくなってしまいます。そのため、血小板製剤は酸素などが透過できる特殊なバッグに入れてゆらし続けながら保管されています。

このような状態で、20〜24℃の温度内で保管されますが、それでも有効期間は採血後わずか4日間だけで、長期の保存はできません。

こうした理由から、全国で毎日、献血の協力者が必要とされています。

元気のない血が流れる「静脈」で、あえて献血が行われる理由

動脈を流れている血液には酸素や栄養素などがたっぷり含まれており、静脈には体内で回収された二酸化炭素や老廃物が混ざった血液が流れています。

いわば、動脈には〝新鮮な血液〟が流れているといえます。

それにもかかわらず、なぜ、献血も検査のための採血も、元気のない血が流れる静脈で行うのでしょうか？

それには理由がふたつあります。

ひとつは、心臓の収縮によって血液が動脈に押し出されるときの圧力が非常に高く、針を刺そうものならものすごい勢いで血液が吹き出すからです。

そして、止血するのが困難で非常に危険だからです。

ふたつ目は、動脈は酸素や栄養を体中に輸送する重要な器官なので、傷つかないよう体表から遠い体の中心部を流れているからです。

そのため、実は動脈には注射針を容易に到達させることができません。

ちなみに、首、手首、足のつけ根などは、動脈が体表近くを流れている稀な場所ですが、上記の理由で針を刺すと動脈を穿刺《せんし》してしまう（血しぶきが上がるほど出血してしまう）危険性があるので献血にも採血にも向きません。

それに比べると、静脈は体表に近く、圧力も低いので針を抜いた後、しばらく押さえておけば止血できます。

さらに、腕から採血する場合、上腕部を駆血帯《くけつたい》（腕に巻いて血をとめるチューブ状の器具）で縛ると、心臓に戻る血液が遮断されてうっ血するので、動脈に比べて血管が柔らかい静脈はすぐに太くなって浮き上がってきます。

このため、注射針を刺しやすいのです。

要は、採血のしやすさによって静脈が選ばれているわけですが、献血や検査に必要な成分は、静脈の血液であっても、ほとんど変わらないので問題ありません。

しかし、「動脈採血」という方法も存在します。

これは血液ガス検査などが必要な場合で、全身状態が悪化している患者さんなどに行われています。

何に使う？ 赤い血液からつくられる「白い製剤」

「輸血」というと、赤い血液を輸血するシーンを思い浮かべる方が多いでしょう。しかし、実際に献血で集まった血液を使うその現場に立ち会ったら、意外な事実に少し驚かれるかもしれません。

献血された血液は「血液製剤」となって必要とされる方に使われていきます。

血液製剤とは、人の血液を原料とする医薬品のことです。

血液は赤いから、血液製剤もみな赤いのでは……と思われがちですが、実は赤い色をしているのは血液の成分すべてを含む全血製剤と、ヘモグロビンを含んだ赤血球製剤のみなのです。

血液製剤の中でも、血小板や血漿を原料とした製剤は黄みがかった透明な液体です。これらは赤血球が含まれていないので赤くありません。

さらに、「血漿分画製剤《ぶんかくせいざい》」と呼ばれる血液製剤まであります。これは、血液を分離したときの上澄み部分（＝血漿）から、特定のたんぱく成分を取り出して加工したものです。

特定のたんぱく成分には、「アルブミン」や「グロブリン」があり、アルブミン製剤は黄色の液剤で、グロブリン製剤は無色透明の液剤、または乾燥凍結粉末（メーカーにより異なる）です。

さらに、たんぱく成分には、血液を凝固させるために必要な「凝固因子」などがあります。この凝固因子製剤は赤でも黄色でも、液体ですらなく、「白い粉」に姿を変えています。

ある時期、メディアで盛んに取り上げられた「血友病」という疾患をご存じでしょうか。

これは、先天的に（また種々の後天的要因によって）、血液中の凝固因子のひとつが欠損または機能低下してしまう病気です。

血友病の患者さんには、凝固因子を含んだ血漿分画製剤（血液凝固因子製剤）を定期的に投与し、出血を予防する必要があります。

治療として、瓶に保存されている白い粉状の凝固因子を、溶解液に溶かして注射します。

1980年代に起きた薬害エイズ事件は、加熱処理などによりウイルスを不活性化していない海外から輸入された血液凝固因子製剤が引き起こした薬害でした。製剤の中にHIV（ヒト免疫不全ウイルス）が残存していて、その結果、血友病の患者さんにHIVが広がってしまったのです。

もちろんそれ以降は、安全対策が講じられて、今では安心して医療に使用できるようになっています。

献血された血液は、輸血用の血液製剤として使われるのはもちろん、血漿分画製剤として白い粉状に形を変え、患者さんたちの日々の生を支えているのです。

赤血球が猛スピードでつくられるのは、「献血後」だった！

全血献血では、1回に200〜400㎖採血します。

コップにすると1〜2杯ぐらいですが、一度にこれだけの血液を採取してしまって、体に負担はかからないのかな？　と、思われる方もいらっしゃるかもしれません。でも、安心してください。

人間には、体を健康な状態に補正する機能があり、血液が少し不足すると、新しい血液がどんどんつくられていきます。特に、酸素を体中に運ぶ赤血球の不足は体にとっては一大事であるため、献血後は、赤血球が猛スピードで産生されます。赤血球をつくるホルモンが大量に分泌され、これが赤血球の産生を促すわけです。

それなら、「献血したほうが血液が新しくなって、健康にいいのでは？」と考える方がいらっしゃいますが、それは少し違います。

確かに、生まれたての新しい赤血球が急激に増えるわけですが、それで血液の働きがよくなるのかというと、そうではありません。あくまでも、通常時の状態に戻すための作用なのです。一部には「献血すると血液が若返る」という説があるようですが、血を抜くことが、特に健康にいいとか悪いということはありません。

ちなみに病気によっては、ときどき血液を抜く「瀉血」という行為をしなければならない場合があります。そのひとつに「ヘモクロマトーシス」といって、体内に鉄分が蓄積しすぎる病気があります。血液中の鉄分はヘモグロビンを生成するための元であり、ヘモグロビンは酸素を結合して全身に運搬するために非常に大事な成分です。

しかし鉄は化学反応を起こしやすいので、体内で必要以上に増加すると、肝臓や脾臓などに沈着し、臓器障害を起こしてしまいます。そのため、この病気の患者さんは、ときどき血液を抜いて鉄分を減らす必要があるのです。

「献血」の制度はすべての国にあるわけではなかった！

輸血は、現代医学の代表的なシステムのような印象を受けますが、その歴史は古く、近世中頃の17世紀から行われていました。早くから、医療を行ううえで、輸血は欠かせないものであるという認識があったのです。

もっとも、当時は血液型も発見されておらず、数々の失敗や実験をくり返しました。その結果、現在のように血液を安全に保管し、輸血するシステムができあがったのです。

しかし「献血」という、自らの意思で、無償で血液を提供する仕組みに至るまでにはまだまだ紆余曲折があります。

古い小説や映画で、「血を売って生活する」なんて言葉を見聞きしたことはないでしょうか。遠い国の話ではなく、かつての日本で、現実に行われていたことがありました。

日本で輸血が一般に広まり始めたのは1952年。その年、「日本赤十字社血液銀行東京業務所」が開設されましたが、同時に民間の商業血液銀行が、血を買い取る「買血《ばいけつ》」を開始します。

この「買血」の開始により、当時の不況で生活に困窮していた人たちの間で自らの血を売る「売血」が広まったのです。日本の輸血用血液の大部分が「買血」によって集められていた時期もありました。

しかしその後、売血者の健康状態の悪化や輸血による肝炎の感染といった副作用が明らかになり、自分の体を売買するという倫理上の問題もマスコミに取り上げられたことから、「買（売）血」は社会問題となっていきます。

そうした中、1964年に当時のライシャワー駐日大使が、輸血後に肝炎を発症するという事件が発生しました。これを契機に、輸血用血液は献血で確保する体制を確立することが閣議決定され、買（売）血から献血へと日本の血液事業は移行していったのです。

その後、1974年には国内の輸血用血液のすべてを献血で確保する体制が確立しました。現在も日本国内で輸血に必要な血液量は、善意の献血により賄うことができています。

この「献血」の制度は多くの先進国で普及していますが、発展途上国においては違います。輸血が必要になると、その患者の家族から血液を集めたり、「買血」が行われている国もまだまだあるのです。

A型の人にB型の血液を輸血したら、何が起きてしまうのか？

輸血は、ABO式血液型においては、同じ血液型同士で行うのが基本です。間違って合わない血液型を輸血することを「不適合輸血」といいますが、それによって生命の危機にも関わる重い副作用が起きることがあります。

A型の人にB型の血液を輸血した場合を見てみましょう。

A型の人は、B型に対する抗体（抗B）を持っています。したがって、A型の人にB型の血液を輸血すると、A型の人の持っている大量の抗Bが、輸血されたB型赤血球を攻撃・破壊します。

すると、赤血球の細胞膜が破れる「溶血」が次々に起こり、赤血球内に閉じ込められていたヘモグロビンが血漿中に遊離してくるので、腎臓などに障害を起こします。重症の場合は急性腎不全となります（急性溶血性副作用）。

また、血管内で起きた抗Bと B型赤血球の抗体反応は、多くの炎症反応を引き起こし、血管痛や血液の凝固障害など重篤な状態を引き起こします。これらの症状が激しければ生命に危険が及ぶ場合があります。

いっぽう、B型の輸血血液中には抗Aがあるため、こちらはこちらでA型の人の赤血球を攻撃したり結合したりします。しかし、輸血される血液の血漿量は通常少ないために、大きな問題となることはありません。

ちなみに、不適合輸血となるのは、A型→B型、B型→A型の他、B型またはAB型→A型に、A型またはAB型→B型に、A型またはB型またはAB型→O型に輸血した場合です。

輸血しても副作用がほとんど見られない「異型輸血」は、O型→A型またはB型またはAB型に、A型またはB型→AB型に輸血した場合です。

血液センターでは、毎日、約1万3千人分の血液が検査されている！

献血で集められる血液は、年間約483万人分！ 1日あたり約1万3千人分にも上ります（平成28年度）。

しかし、献血した血液がそのまま輸血に使われるわけではありません。血液の安全性を確認する厳密な検査や血液製剤として製品化される過程を経て、医療に使用されるのです。その流れを見てみましょう。

まず、献血された血液は地域にある日本赤十字社の血液センターに集められ、血液型検査をはじめ、各種検査により、血液製剤の原料として使用可能か判断されます。

献血の問診時には、ウイルスなどの病原体に感染する可能性のある行為の有無を確認し、該当行為がある場合は献血をご遠慮いただくことになっています。

さらに、採血された血液に対しては、ウイルスなどの病原体が混入していないかを改めて確認するため、抗原・抗体検査と核酸増幅検査《かくさんぞうふくけんさ》（ＮＡＴ）の２種類の感染症検査が行われ、疑いのある血液は排除されます。

ＮＡＴは、ウイルスを構成する核酸（ＤＮＡまたはＲＮＡ）の一部を約１億倍に増幅してウイルスの有無を検出する、感度と特異性の非常に高い検査方法です。ウイルスの感染後は、血液から抗原や抗体が検出されるまでに一定の時間（ウインドウ・ピリオド）がかかりますが、ウイルスＮＡＴは抗原・抗体検査に比べ、その期間を短縮することが可能です。

しかしながら、現在の検査水準では、ウインドウ・ピリオドをゼロにすることはできません。感染症の検査を目的とした献血は、輸血を受ける患者さんの健康に深刻な影響を与える恐れがあるため、献血者には「責任ある献血」が求められています。

こうした各種検査の結果、基準を満たした血液については、輸血用血液製剤として製品化される他、血漿分画製剤の原料として使用されます。

基準を満たさなかった血液については、血液製剤の原料として使用されることはありませんが、研究用に使用されるなど、可能な限り、有効活用が図られています。

また、献血された血液に対しては、7項目の生化学検査と8項目の血球計数検査が行われており、これらの検査結果は、通知を希望した献血者に親展（書簡の郵便）で送られています。

現在の輸血医療は、必要な成分のみを輸血する成分輸血が主流であるため、全血献血により採取した血液については、大部分が遠心機や分離装置などを使って成分ごとに分離され、赤血球製剤と血漿製剤として製品化されています。

いっぽう、成分献血で採取された血液は、献血時に成分ごとに分けて採取されているため、その成分に応じて、血小板製剤または血漿製剤として製品化される他、血漿分画製剤の原料として使用される場合もあります。

その後、製品化された各製剤は、365日24時間体制で医療機関に供給できるよう、専用の冷蔵庫や冷凍庫などに最適な条件下で保管されます。

血液センターには、毎日、管轄地域内で献血された血液が送られてきます。たとえば、東京都江東区にある関東甲信越ブロック血液センター東京製造所には、1日に約3千人分の献血血液が集まります。

血液製剤には有効期間があり、365日24時間体制で医療機関に供給する必要があるため、献血された血液の検査や輸血用血液製剤として製品化する作業は毎日休みなく行われています。

なぜ、献血で採取された血液検体は「11年」も保管されるのか

何となく、または特にきっかけのないまま、今日まで一度も献血をしたことがないという方は案外多いのではないでしょうか。

経験がないと不安にもなり、ますます足が遠のいてしまうかもしれません。そんな方々のために、この項では、献血の流れを簡単に説明しましょう。

まず、献血が初めての場合は、受付で献血の注意事項に関する説明を受けます。

さらに、献血の副作用や血液の利用目的などに関する説明を受け、その内容に同意したうえで、献血を申し込むことになります。その際には、氏名、生年月日、住所などの申告の他、本人確認として、身分証明書の提示も必要となります（すでに献血経

験のある方は身分証明書の提示を省略できる場合があります)。

次に、既往歴や健康状態などを確認する23項目の質問への回答と血圧測定を行います。それを元に、医師による問診が行われ、献血の適否が判断されます。その後、「適」と判断された場合は、少量の血液が採血され、ヘモグロビン濃度の測定と血液型の事前判定が行われます。

これらの過程は、献血する方と輸血を受ける方双方の健康と安全を守るため、不可欠なものです。こうした確認を経て、献血の種類や採血する量が決定し、問題がなければ、いよいよ採血が行われます。

採血の時間は、血液中のすべての成分をそのまま採取する「全血献血」で10~15分程度、特定の成分を採取する「成分献血」で採血量に応じて40~90分程度です。

採血が終了した後は、献血会場内の休憩スペースで水分補給を行うなど、少なくとも10分以上の休憩が必要となります。

最後に、当日の献血の記録が印字された献血カードを受け取って、終了となります。

なお、献血の際には検査に用いる血液も同時に採取されます。その血液を用いて血液型や病原体の検査が行われ、最終的に安全性が確認された血液が血液製剤の原料として使われることとなります。

さらに、献血された血液の一部は、輸血後に医療機関から副作用や感染症の報告があった場合などに備えて、「保管用」として11年間冷凍保存されています。

つまり、患者さんに輸血後に感染症の症状が見られた場合、輸血された血液製剤の原料となった献血血液を遡《さかのぼ》って調査（遡及調査《そきゅうちょうさ》）することにより、その原因の究明や感染拡大の防止につなげることが可能となるのです。

また、遡及調査の一環として、献血した人への連絡が必要となる場合もあるため献血受付時に本人確認を行い、連絡先などを登録しておくことが必要となるのです。

ちなみに、献血に伴う登録の中には、「まれな血液型」を持つ人を対象としたものもあります。これは名前のとおり、珍しい血液型を持つ人の情報を登録したものであり、そのような血液が必要になったときには、登録している人に対して、献血協力の依頼が行われます。珍しい血液型を持つ人同士の助け合いの制度といえるでしょう。

輸血をするかしないかは、どうやって決まるのか

大量出血！　という緊急事態発生時に輸血をするか、もしくはしないかと決める境界線はどこでしょうか？

血液が失われると酸素が脳や心臓にいきわたらなくなり、死が迫ってきます。その酸素の運搬という大役を担っているのが、赤血球の中にあるヘモグロビンです。ですから、大量出血時に輸血の可否を決める際には、ヘモグロビンの値が大いに参考になります。

ヘモグロビンの正常時の量は男性なら約13～16g／dL、女性なら約11～14g／dL。急激に血液を失った場合、輸血を考えます。

輸血を「決定する」のではなく「考える」というのは、ヘモグロビンの数値の他に、

どれくらい急激に血圧が下がったか、腎機能のレベルはどうかというように、出血が全身に及ぼした影響を臨床的に、総合的に判断する必要があるからです。

救急病院に大量出血した患者さんが運ばれてきた場合には、そうしたことを瞬時に判断する必要があり、そこが救急医の腕の見せ所でもあるといえます。

場合によっては輸血ではなく、点滴によって水分や電解質を補給して取り急ぎ血圧を維持し、それからいろいろな検査をして、輸血の可否を決めることもよくあります。

ちなみに、貧血や消化器官の出血といった内科的な慢性疾患でヘモグロビンの数値がゆっくり低下する場合は、極端な例では3g／dLになっても、それほど危険には至らないこともあります。

それは、ヘモグロビンが低下するスピードが遅いと、低ヘモグロビン血症の状態に体が慣れていくためです。

輸血を考えるのは、血液を急激に、大量に失った場合や慢性的な疾患で貧血になった場合、あるいは造血器疾患などであり、輸血を決断するのは命を救うための最終手段であるともいえます。

血液製剤が、輸入・輸出される可能性はあるのか

献血で採取された血液を遠心分離して得られた血漿や成分採血で得られた血漿は、そこから抽出される各種たんぱく質を元に、アルブミンや血液凝固因子製剤などの原料として使用されることがあります。

これらの工業的に製造された血漿由来の製剤を「血漿分画製剤」と呼びます。

血漿分画製剤には、アルブミン製剤、グロブリン製剤、血液凝固因子製剤、フィブリノーゲン製剤などがあります。

血漿分画製剤の輸入については、80年代のHIVウイルスに汚染された輸入製剤によって薬害エイズという甚大な被害が起きたこともあり、以後日本は血漿分画製剤の

自給自足を目指し、日本人の献血から得られた血漿からの血漿分画製剤の増産に努めてきました。

しかしながら、依然、自給には至らず、海外から大量の血漿分画製剤が輸入されています。

いっぽう、血液製剤の輸出は元々行われていましたが、１９６０年代のベトナム戦争で、日本の血液が軍事上の目的で使用されることの倫理上の問題が国会で審議され、当分の間輸出を停止するとした経緯があります。

現在も、輸出貿易管理令という法律により、それらを海外に輸出することはできないことになっています（平成30年現在）。

しかしながら、血漿分画製剤の製造工程で一部の中間原料が余剰となっている可能性があり、献血者からいただいた血液をより有効に利用するためにも、また海外の人道支援等の観点からも、血液製剤の輸出規制のあり方を見直すべきとの提言が出され、その是非が議論されています。

4章

「健康な体」に欠かせない血液の知識

体のことがここまでわかる！進化し続ける血液検査

健康診断の結果を見ると、血液検査の項目がいかに多いかがわかるように、血液からは数多くのことが読み取れます。

血液は体の隅々まで余すところなくめぐり、酸素や栄養分と老廃物の交換を行うだけでなく、さまざまな情報を収集しているからです。

体の変化は外側ではなく、内側から始まります。したがって、血液をいろいろな角度から分析することで、いち早く病気の予兆を見て取れるというわけです。

血液検査の歴史は古いですが、科学技術の進歩により、この21世紀に入ってから普及し始めたという新しい検査もあります。そのひとつが、「遺伝子検査」です。

一般的な健康診断には入っていない特殊検査になりますが、検査項目数を一部に限定すれば費用面でも手が届く範囲のものとなっています。

検査できる項目は非常に多岐にわたっていて、検査元が病院か民間サービスかなどによっても違いますが、数百に上る検査が可能だといわれています。

病院で行うものでは、SNP《スニップ》（一塩基多型《いちえんきたけい》）に属するアルコール代謝（お酒に強い・弱い）や肥満傾向、また糖尿病、心筋梗塞といった病気の診断に貢献するものや遺伝する病気に関するものが一般的です（遺伝子検査は血液の他、唾液でもできます）。

遺伝子検査以外の血液検査の結果からも、栄養状態、疲労度、免疫年齢といったさまざまな情報を読み取ることができます。

栄養状態を示す項目は、総たんぱく、アルブミン、中性脂肪です。総たんぱくとは血液の血漿部分に溶け込んでいるたんぱく質の総量で、アルブミンはそのうちの50％以上を占めるたんぱく質の主成分です。

アルブミンは肝臓で合成されており、血液の浸透圧を保ったり、ミネラルやホルモン、脂肪といった栄養成分を運搬する役目を果たしています。栄養不足になるとアルブミンの値が低下するのでわかります。同時に、血管内の浸透圧が低下して、血液中の水分が血管からもれて、むくみが出てきます。

中性脂肪は、摂取した糖質が体内でエネルギーとして脂肪に変化したもので、過剰になると動脈硬化の原因となりますが、少なすぎるのも問題です。中性脂肪の値が低すぎる場合は、低栄養が疑われ、スタミナ不足になります。

血液検査でわかる疲労度は、肉体的疲労、いわゆる筋肉疲労です。これは、AST、LDH、CPKの値が上がるのでわかります。ASTとLDHは肝臓や心臓、筋肉などに、CPKは心臓をはじめとする筋肉に含まれている酵素で、激しい運動をすると筋肉細胞が壊れて血液中に出てくるので、これらの数値が上がるのです。

この3つの数値は、心筋梗塞が起こった場合にも上がります。心臓の筋肉が壊れて酵素が血中に流れ出すからですが、この場合は、心電図とあわせて診ることで判断できます。

免疫力を見るには、白血球の中でも免疫に関する主要細胞であるリンパ球数（T細胞数、B細胞数、NK《ナチュラルキラー》細胞数）を調べます。さらに、ナイーブT細胞数とメモリーT細胞数の比率、CD4細胞とCD8細胞の比率、ナイーブT細胞数、血中グロブリン値なども調べます。

数値が高すぎる場合は、細菌感染症にかかっているか、体内のどこかで炎症が起こっている可能性があり、低すぎる場合も、ウィルス感染症やアレルギーなどが疑われます。基準範囲内の数値であれば、免疫力があるといえます。

血管年齢は「若返らせる」より「老けさせない」ことが大事

体を健康な状態に保つには、健康な血液を全身にスムーズに循環させることが大事です。そのためには、血液の成分が正常であることはもちろんですが、血液を運ぶパイプ役の血管を若くしなやかに保つことも重要です。

その血管が老化して硬くなってしまった状態が、動脈硬化です。

腕と足の血圧を測って動脈硬化の有無や程度を調べる検査では、被験者の血管の状態を各年齢の標準値と比較して「あなたの血管年齢は○歳」とフィードバックしてくれます。

その影響もあってか、昨今はメディアなどで「血管年齢を若返らせる」といった言葉がよく使われます。しかし残念ながら、動脈硬化は不可逆的な変化です。ゆで卵が生卵に戻れないように、一度硬く変化してしまった血管は、元に戻りません。

それゆえ大切なのは、硬化する前に予防することです。血管が年を取っていくスピードを、できるだけゆるやかに遅らせることが、血管年齢を若く保つことにつながります。


血管も体の一部ですから、年齢とともに弾力性が失われる加齢変化は自然なもので、誰にでも起こります。これは致し方ありませんが、そこに高血圧症、糖尿病、脂質異常症などの危険因子がひとつでも加わると、動脈硬化がより促進されてしまうのです。

こうした危険因子は、血管の内側にある内皮細胞の働きを弱めてしまいます。内皮細胞の働きが弱まると、血液中のコレステロールが血管壁の中に入り、徐々に蓄積されて、アテローム（脂肪の塊）になります。すると、アテロームがたまった部分の血管は狭くなり、血流が滞るようになります。

動脈硬化とは、このような血管の内側の狭まりが、体のあちこちで起こっている状態です。動脈硬化の状態が続くと、さらに深刻な事態が起こります。狭まった部分に血流の圧力がかかるため、その圧力でアテロームが取れて流されることがあります。するとと血管が傷つくので、血小板が集まってきて血液の凝集が始まり、血栓ができていきます。これが、動脈硬化から一歩進んだ血栓症です。

血栓が大きくなってその部分の血管を詰まらせたり、また、はがれて流されたものが、もっと細い毛細血管で詰まったりします。詰まった場所が悪いと、心筋梗塞や脳梗塞を起こすというわけです。

血液の凝固因子を止める「ワーファリン」といった薬もありますが、まずは動脈硬化の予防に努めましょう。

現在では、動脈硬化を防ぐさまざまな健康法が提唱されていますが、医学的見地からも必ず行いたいのは、禁煙と肥満予防です。食生活の改善や運動をして肥満を予防することで、血圧や血糖、血中脂質をコントロールすることができます。

運動といっても、何かスポーツをしたり、ジムに通ったりしなければいけないということではありません。運動や、もしくは入浴やマッサージによって、一時的に血流をよくすることはできますが、それで恒常的に血流をよくするのは難しいでしょう。

特別何かをするというより、当たり前ですが、日々食事に気をつけ、ウォーキング程度の適度な運動を毎日の生活習慣として取り入れることが、一番効果的で、血管を若く保つための近道です。

血管は老化する！　では、血液自体は老化するのか

「動脈硬化」は誰もが知る〝血管の老化〟。

血管内壁にコレステロールなどの脂肪成分がたまると、内腔が狭くなって血流が悪くなり、血管そのものがもろくなるという状態です。

進行の度合いには個人差がありますが、加齢とともに誰にでもやってくる〝血管の老化現象〟です。

では、血管が老化するのであれば、そこを流れる血液も老化するのでしょうか？

答えはＮＯ。赤血球が壊れやすくなって弱ったまま流れているとか、そのために赤血球の機能が働きにくくなって老廃物だらけの血液になる、なんてことは起きません。

血液中の赤血球、白血球などの細胞にはそれぞれ寿命があるので、その決められた

寿命まで生きては死に、同時に新たな細胞が生まれてくるという循環を続けています。

このサイクルは赤ちゃんの場合も、年を経て老人になっても変わりません。また、血液細胞の寿命に年齢差や個人差はなく、機能が衰えてくるということもありません。

血管は老化していきますが、その中を流れる血液は常に再生をくり返しており、何歳になっても新鮮というわけです。


ただし、血球成分を生み出すスピードは衰えてくるので、赤血球の数が減ってくる場合があります。高齢者が貧血になりやすいのは、それが原因です。

また、血液中の白血球やリンパ球など、免疫をつかさどる細胞を生むスピードも遅くなります。これは高齢者の免疫力が弱くなる理由のひとつになります。

常に新しい血液が生まれるというサイクルは変化しませんし、赤血球などの血液成分が衰えるということはありませんが、それ以外の、血液に含まれている栄養分やホルモンなどには年齢とともに変化が生じます。やはり、若いときのほうが量が十分だったり、内容が充実していたりするのです。

血液には、がん細胞を発見して殺す役目まであった

免疫の基本は、自己と異なるものを認識してそれを排除することです。

がん細胞は、その遺伝子が変異して、新たな抗原（体内で抗体をつくり、免疫反応を引き起こすもの）をつくることがあり、これを「腫瘍特異抗原《しゅようとくいこうげん》」と呼んでいます。

それが、がん細胞の表面に現れると、もともと自己には存在しなかった抗原ですから、異物を監視している免疫システムでキャッチされ、異物として排除するメカニズムが働きます。

ここには、免疫機能をつかさどるリンパ球の一種である「細胞傷害性Ｔ細胞」や「ＮＫ細胞」が動員されて、腫瘍細胞が攻撃され排除されます。

細胞障害性Ｔ細胞は、以前は「キラーＴ細胞」とも呼ばれていたもので、体にとっ

て異物となるがん細胞やウイルス感染細胞などを認識して破壊します。

NK細胞は異物を見つけると真っ先に攻撃を開始し、その情報を細胞障害性T細胞などに伝える役割も持っています。

健康な人においても常にがん細胞は発生していますが、この免疫機構によって監視され、排除されていると考えられています。


しかし、この排除機構で完璧にがん細胞の増殖が抑えられているわけではありません。この機構によって排除されうるがん細胞もあれば、排除されにくいがん細胞もあります。また排除する力（免疫力）にも個人差があります。

一般には、がん細胞もこの免疫をかいくぐる機構を備えており、なかなか排除できない場合が多いのも事実です。

現在は、がん細胞を特異的にやっつける細胞傷害性T細胞やNK細胞を体外で活性化し、がん患者に投与する治療法が考えられています。

「口から血が……」このとき、まず疑うべき病気って？

咳き込んだり、のどの奥から突き上げてきたりして口から血を出す、という症状があります。もちろん、どれも病の兆候です。

しかし、どのように血が出るかによって病の種類が異なり、対処法も違いますので、1つひとつ見ていきましょう。

口から血を出す症状は、主に、「吐血《とけつ》」「喀血《かっけつ》」「血痰《けったん》」の3種類に大別されます。

一番身近で、経験している人が多いのが「血痰」でしょう。

血痰とは、のどから吐き出した痰に血液が混ざっているものをいいます（ただし、痰というより、大部分が血液の場合は、喀血になります）。

血痰の原因で一番多いのは、風邪などでのどの粘膜が炎症を起こしている場合。風邪やインフルエンザなどに伴う咳や痰は、体内に侵入しようとしているウイルスを排出するためのもので、それを頻繁にくり返していると、のどの粘膜が荒れて傷つき、痰に血が混ざることがあるのです。

もっとも、風邪やインフルエンザはよくある病気ですが、肺炎、結核、肺がんという深刻な病気から血痰が出ることもあるので、注意が必要です。「風邪が長引くな」と思っていたら、肺炎に移行していたということもあるのです。

「喀血」は、肺や気管支から出血することです。

咳に伴って出ることがほとんどで、肺結核、気管支拡張症、肺がんなどが原因で起こります。現代の日本では結核患者が非常に少なくなりましたが、ツベルクリンの予防注射や治療薬が普及する前は〝不治の病〟といわれていました。

古い映画やドラマには、よく喀血するシーンもありました。そのシーンに象徴されるように、少量で真っ赤な鮮血であるのが特徴です。

「吐血」は、食道や胃、十二指腸などの消化管から出血することで、文字どおり、吐き気をもよおして血液を吐くことです。

原因のひとつは胃潰瘍（まれに十二指腸潰瘍もある）で、胃液によって酸化された血液を吐くので、血といっても「コーヒー残渣様《ざんさよう》」といわれるように、黒に近い色をしているのが特徴です。

吐血の中で一番重篤なのは食道からのもので、その原因は、食道静脈瘤の破裂です。これは肝硬変の末期に突然起こる症状で、血液の量が非常に多く、しかも、赤い色をしています。

静脈からの出血なので、動脈出血ほどの勢いで吹き出すわけではありませんが、なにぶん出血量が多いため、辺り一面が〝血の海〟になるということもあり、大量の出血による出血性ショックで死に至るケースもままあります。

女性の貧血とはワケが違う！　男性の貧血が怖いといわれる理由

貧血にはいろいろな種類がありますが、その中で一番発生頻度が高く、代表的なものが「鉄欠乏性貧血」です。

赤血球の中に詰まっている血色素の材料となる鉄が不足して起こる貧血です。

では、鉄欠乏性貧血は、なぜ起きるのでしょうか。

昔は食事が貧しかったため、十分に鉄を摂取できなかったことで貧血になる人が多くいましたが、現代では、さすがに栄養不良で貧血を起こす人は減少しています。

かわって貧血原因の第1位を占めているのが「失血」です。

女性は毎月生理で血を失っていますから、貧血は、圧倒的に女性に多く見られます。

当然、月経過多の人は、貧血を起こしやすくなります。中年以降になると、子宮筋腫などで月経過多になるケースが多いので、注意が必要です。

しかし、女性で月経過多が原因の場合は、対処が男性ほどは難しくありません。婦人科を受診して必要な治療をし、鉄剤を服用すると回復に向かうことが多々あります。また、閉経期を迎えると自然に改善するケースもよく見られます。


それに比べて、ちょっと怖いのが男性の貧血です。

女性のような生理による失血がないので、男性の鉄欠乏性貧血の頻度はグッと下がりますが、では、男性でそれを起こしていたら、一体何が原因なのでしょうか？

この場合、体のどこかで慢性的に失血している可能性についても考えなければなりません。

まず疑われるのは痔ですが、痔がなければ、消化器系の出血が懸念されます。胃潰瘍や大腸の腫瘍、胃がん、大腸がんなどです。

特に中年以降の男性の場合、鉄欠乏性貧血はこうした消化器系の疾患と結びついている場合も多いので、検査結果を見た臨床医は一瞬、緊張感が高まるといいます。

「貧血がありますね」といわれたら、説明を十分に聞いて、まずは原因究明から進めていきましょう。

いずれにしても原因がわかったら、まず患部の根本的な治療が必要ですが、それと同時に男女どちらとも、鉄剤を服用して鉄を補う治療を行います。

鉄剤を飲み始めてだいたい1カ月ぐらい経つと、ヘモグロビンの数値がぐんぐん上がってきます。

まれに、鉄剤を飲んでも十分に吸収できない体質の人がいるので、その場合は点滴で鉄分を補います。もし、男性で貧血気味であるという方は、一度検査をしてみるのも選択肢のひとつかもしれません。

「がんの転移」と血液の深い関係

がんの検査や治療中に最も恐れることのひとつは、「がんの転移」ではないでしょうか？

がん細胞が他の臓器に飛び火するのは、血液の流れと関わりがあり、その関係は切っても切れません。

がんの転移のしかたには、血流に乗って遠隔の部位に転移する「血行性転移」、リンパに沿って周囲のリンパ節に転移する「リンパ行性転移」が知られていますが、その他に「播種《はしゅ》性転移」というものもあります。

ここで取り上げるがんの血行性転移は、いくつかのステップからなっています。

まず、発生したがん細胞がそこで増殖して大きくなること、その一部が血管を破って血流にさらされること、がん細胞の塊がちぎれて血流に乗り、全身をめぐり始めること、他の臓器の血管内皮細胞に取りつくこと、その血管壁から組織内に浸潤すること、浸潤部位で再び増殖を始めること。

がんの種類によって、そのがん細胞同士がしっかりくっつき合ってほぐれにくい性質のものと、ほぐれやすくバラバラになりやすいものとがあります。後者のほうが転移を起こしやすいことが知られています。

がん細胞は周囲の組織を破壊しながら増殖し、血管壁に到達するとその壁を破って血流に顔を出します。

その一部がちぎれて血流に乗り、全身をめぐるようになりますが、この現象はがんがかなり小さいときから実は起きていることがわかっています。

血流に乗ったからといって、すぐに他の臓器に転移が起きるわけではないのです。

免疫などの防御力でこれらのがん細胞は排除されます。そして、血管内皮細胞に対して特に強い接着力のある細胞だけが、他の臓器の血管内皮細胞に着床します。

そして、その部位の血管を破って組織中に浸潤する力のある細胞だけが、生き延びることができるのです。

どの種類のがんでも、血流の解剖学的関係で肺や肝臓には転移しやすくなります。

また、元のがんのできた組織の種類と転移先の組織の相性（親和性）も関係していて、たとえば乳がんや前立腺がんは骨に転移しやすいことが知られています。

貧血は赤血球が大きすぎても起きてしまう！

貧血を起こすというと、突然めまいがしてバタンと倒れるというイメージがありますが、これは「脳貧血」という一時的な症状であって、「貧血」という病気とは、実は直接関係ありません。

脳貧血は「立ちくらみ」ともいわれるように、いきなり立ち上がったときなどに、脳への血流が一時的に途切れることによって起こります。

いっぽう、「貧血」という病気は、その名が示すようにヘモグロビンが減少して血が貧しくなる（＝不足する）病で、その症状が継続します。

貧血にはさまざまな種類がありますが、最も症例が多く、よく知られているのは

「鉄欠乏性貧血」です。顔色が青白い、階段を上ったりすると息切れや動悸がする、疲れやすい、だるいといった症状があります。しかし、それらは日々の生活の中で徐々に表れてくるので、自分では全然気づいていない人が多いのです。

献血に来てくださった方で、検査を受けて初めて血液中のヘモグロビンという成分が少ないこと（＝貧血であること）がわかり、結局、献血できなかったというケースも少なくありません。

鉄欠乏性貧血は、鉄分が少ないために赤血球中のヘモグロビンの合成が減ってしまう状態で、酸素の運搬という赤血球の役割が十分に果たせなくなります。

その結果、血行不良や酸素不足から、先に述べたようないろいろな症状が表れます。

健康診断のときに「ＭＣＶ」という赤血球の大きさを表す項目があるので、ここに注目してください。

鉄欠乏性貧血の場合は、ヘモグロビン量が低く、ＭＣＶ値も低いという特徴があります。つまり、赤血球の１つひとつが小さくなっているのです。

すなわち、鉄欠乏性貧血は、「小球性貧血」の代表といえます。

この貧血を改善するには、食事で鉄分を十分補うことが必要です。それが難しい場合は、鉄剤を服用して補います。

鉄欠乏性貧血とは逆に、赤血球の1つひとつの大きさが大きくなり数がガクンと減ってしまう「大球性貧血」というものもあります。MCV値が大きければ、この貧血です。原因はさまざまありますが、そのうちのひとつが、ビタミンB_{12}の欠乏からくるものです。胃の全摘手術を受けた後遺症として、術後5～6年経ってから発症することがあります。ビタミンB_{12}を摂取すれば解消しますが、このようなケースでは胃から吸収することができないので、注射で補給して改善します。

ひと口に貧血といっても、軽いものから重篤なものまで多様な種類があり、その原因もさまざまです。「貧血ぐらい」と軽く見ずに、症状が出た場合は早めに受診して原因を見つけ、的確に治療することが必要です。

空手、剣道、マラソンで起こりうる「スポーツ貧血」とは

学生時代に運動部だった人や、趣味で長距離マラソンにチャレンジしている人などは、「スポーツ貧血」という言葉を聞いたことがあるかもしれません。これは、激しい運動をすることで生じる貧血の一般的な名称で、具体的には「鉄欠乏性貧血」や「溶血性貧血」などを起こすことをいいます。

「溶血性貧血なんて、運動して血が溶けることってあるの?」と驚いた方も多いでしょう。正式には「行軍ヘモグロビン尿症」といって、兵士が長距離の行軍をした後、尿の色が変わったことから発見されました。長時間、足の裏を強く叩きつける行為によって、足の裏の血管内を通る赤血球が壊され(=溶血)、中のヘモグロビンが多量に血液中に放出されて尿に出てくることで起こったのです。

平常な状態でも、赤血球は寿命の120日を終えると、肝臓の細胞や脾臓・骨髄のマクロファージによって処理され、その際放出される鉄分は体内で再利用されます。しかし、短時間に大量のヘモグロビンが放出されると回収が間に合わず、尿に混じって出てきてしまうのです。赤血球が踏みつぶされることによって起こる物理的なダメージです。

このタイプの貧血は、空手、剣道、マラソンなどのスポーツの他、足裏を酷使するダンスなどでも起こるといわれています。もっとも実際に尿の色が変わったり、それによって、くらくらするなど貧血症状が出ることはほとんどありません。昔の軍隊のように、硬い靴で長距離を行軍するといった極端な状態のときに起こるのでしょう。

もういっぽうの鉄欠乏性貧血は、激しいトレーニングを行うスポーツ選手に多いことがよく知られています。体外に出ていく汗には鉄分が含まれているので、毎日のように大量の汗をかくと、どんどん鉄分が失われてしまいます。鉄分は食事からの吸収率が悪いので、失った分を補給していかないと、貧血に陥るというわけです。

エイズで異常に低下する免疫力……
その原因はリンパ球にあり！

白血球の中の、特にリンパ球が異常に減少する病気として知られているのが、エイズ（後天性免疫不全症候群）です。

日本に上陸した１９８０年代に大きく報道され、世間を騒がせました。現在でも患者数が増加している深刻な病気です。

これは、ＨＩＶというウイルスがリンパ球のＴ細胞に取りつき、細胞をどんどん破壊してしまうため、結果、免疫機能が働かなくなる病気です。

免疫機能が働かなくなると、普段は人間の体にほとんど害にならない、どこにでも存在するカビや菌によっても、重大な感染症が引き起こされます。

これを「日和見《ひよりみ》感染症」といいますが、無菌室に入っても、自分の体にもともと住みついている常在菌さえ抑えることもできなくなり、その結果死に至るケースが多々あるのです。

もちろん現在では、抗生剤や抗真菌薬をうまく使って発症を抑えたり、HIVそのものを除去する治療法も研究開発されつつあります。とはいえ、まずはHIVに感染しないよう予防したほうがいいのはいうまでもありません。

エイズは免疫力が働かなくなる病気ですが、逆に、体を守るはずの免疫力が、体を危険にさらすこともあります。

臓器移植手術を受けたときなどが、それです。移植をすると、細胞傷害性T細胞などが働いて「非自己」である他人の臓器を攻撃し、排除しようとします。

手術前に、こうした拒否反応が起こらないように免疫抑制剤を投与しますが、それは「免疫の力を抑える＝白血球数が激減する」ことでもあるので、術後は感染症にかからないよう、厳重な注意をもって治療にあたることになります。

ここまでケアをしても、肺炎などを起こして亡くなってしまうケースもあります。最近は優秀な免疫抑制剤が開発され、予後がよくなっている状況です。

「血液のがん」は、白血病だけじゃない！①
――悪性リンパ腫とは

血液のがんといえば、白血病がよく知られていますが、他にもあります。年々増加している「悪性リンパ腫」、新しい治療法が次々と開発されている「多発性骨髄腫」などが代表的です。実際のところ、どちらもそう珍しい病気ではありません。

ここでは、悪性リンパ腫の概要を見てみましょう。多発性骨髄腫の概要は172ページにまとめます。

悪性リンパ腫は、白血球のひとつであるリンパ球ががん化し、リンパ節や脾臓などのリンパ組織で無制限に増えていくがんです。同じリンパ球のがんでも、骨髄で増殖するものは「リンパ性白血病」といいます。

悪性リンパ腫の特徴のひとつは、種類が多いことです。大きくは「ホジキンリンパ腫」と「非ホジキンリンパ腫」とに分類され、さらに、それぞれにいくつかのタイプがあります。この分類やタイプによって、治療法も予後も全く異なります。

また、横隔膜を境にして、病変がどちらかいっぽうにあるのか、両方にあるのか。またいっぽうの場合でも、1カ所か複数かという細かい進行度によって、治療法が変わってくることがあります。

基本的には化学療法で治療していきますが、このリンパ腫のタイプと進行度によって、治療法の中から最適なものを組み合わせ、使う薬の種類や使う量、投与方法などを選んでいきます。ですから、最初の診断が非常に大事になるのです。


日本人の場合、非ホジキンリンパ腫が90％以上で、ホジキンリンパ腫は5～10％程度にすぎません。

非ホジキンリンパ腫を顕微鏡で見ると、がん細胞が集まった塊があるのがわかります。これが非ホジキンリンパ腫の特徴です。

非ホジキンリンパ腫には「ゆっくり進行するタイプ」「活動性の強いタイプ」「最も激しいタイプ」の3つがあり、「ゆっくり進行するタイプ」は数年の単位で進行します。自覚症状がないため、見つかったときは病変がかなり大きくなっているケースが多いのです。発見後の進行も非常にゆっくりしているのですが、完治することが難しいタイプです。

「活動性の強いタイプ」は、日本人に一番多く、数カ月単位で進行します。その代わり、治療が効果を発揮しやすいという特徴があり、化学療法で完治することも珍しくありません。

「最も激しいタイプ」は、手を施さなければ数週間で命を落とすほど、劇的に進行します。外来を訪れたときには高熱があって、非常に具合が悪そうで、すぐに治療を始めなければなりません。しかし、化学療法が効きやすいという側面も持っています。

日本人には少ないホジキンリンパ腫は、顕微鏡で見ると、ホジキン細胞やリードシュテルンベルグ細胞といった特徴的な細胞が認められます。このリンパ腫にもいくつかのタイプがあり、進行度とあわせて治療法を選び、組み合わせていきます。

近年注目を集めている抗体医薬も、悪性リンパ腫の治療に利用されています。抗体医薬というのは、がん細胞などに出ている特定のマーク（抗原）を狙って撃つミサイルのようなもので、その抗原が出ていない細胞には原則として作用しません。

悪性リンパ腫の場合、非ホジキンリンパ腫の中で最も患者数が多いB細胞リンパ腫に有効な「リツキサン」という薬が積極的に使われており、治療成績の向上に大きく貢献しています。

「血液のがん」は、白血病だけじゃない！②
――多発性骨髄腫とは

白血病、悪性リンパ腫と並ぶ血液のがんである、多発性骨髄腫も年々、高齢者を中心に増加傾向にあります。

白血球のひとつであるリンパ球は役割によって「T細胞」と「B細胞」に分かれ、B細胞はウイルスなどの異物を感知すると「形質細胞」に変化して、異物に抗体というミサイルを発射します。

ところが、この形質細胞のひとつががん化して骨髄腫細胞となってしまい、骨髄中で増加するのが、多発性骨髄腫という病気です。

本来なら、いろいろな異物に対して個々の形質細胞が生まれ、抗体（免疫グロブリン）をつくるのですが、多発性骨髄腫では一種類の形質細胞だけが骨髄腫細胞となって大量に無制限に増えてしまいます。そのため、正常な免疫グロブリンの産生が抑えられて、免疫の働きが効かない状態に陥ってしまうのです。

多発性骨髄腫になると、どのような症状が出るのでしょうか。骨髄腫細胞が産生するただ1種類の免疫グロブリンは「Mたんぱく」と呼ばれますが、大量に増えると血液が粘っこくなり、頭痛や耳鳴りの原因になり、血液の流れが悪くなって腎不全を起こすことがあります。

また、骨髄腫細胞が産生する物質によって骨が溶けるため、全身に病的骨折や溶骨が起こります。腰痛で整形外科を訪れた人が、レントゲンで見ると骨がスカスカで、血液検査をしたらたんぱく質が異常に多かったり貧血だったりして、血液内科に送られるケースもあります。

さらに、打ち抜き像と呼ばれる「溶骨」部位が頭蓋骨に生じることも珍しくありません。自覚症状がないため、全身のX線検査で見つかることがよくあります。

多発性骨髄腫の進行はじわじわと遅く、非常に強い痛みを伴います。そのうえ、かつては進行を抑える確固たる治療法がなかったため、非常につらい病気として知られていました。平均生存期間も3年と、短かったのです。

しかし現在では、画期的な新薬が登場し、治療法や予後の状況がガラリと変わりました。「ベルケイド」は分子標的治療薬で、がん細胞内の特定の分子を狙い撃ちして転移や増殖を抑えます。さらに、「サレド」「レブラミド」「ポマリスト」という免疫調節薬も登場し、非常によい治療効果を発揮しています。また、最近「ダラザレックス」という抗体医薬も登場して注目を集めています。

状況を反映してか、最近の血液学会では、多発性骨髄腫の発表会場に行列ができるようになっているというエピソードもあります。

心筋梗塞に注意すべきなのは「食後」だった!?

心筋梗塞は、心筋に酸素や栄養を送る血管が詰まったり、狭さくしたりし、心臓が壊死《えし》して最悪の場合には死亡するという重篤な病気です。

その心筋梗塞が、食事の後に起こりやすいことをご存じでしょうか。

すでに心筋梗塞と診断されている方はもちろん、動脈硬化や脂質異常症などの生活習慣病を抱えている方々は心筋梗塞予備軍ですから、予防のためのちょっとしたコツを是非身につけてください。

心臓と食事の関係を理解するために、まず血液の流れ方について説明しましょう。

血液は24時間常に私たちの全身を流れていますが、実は、どの部位にも均等にいきわたっているわけではありません。体内で何が起きているかによって、血液が多く流れる部位、少なく流れる部位が変わってきます。

その流れ方を決めるのに大きく関わってくるのが、自律神経です。

自律神経は、大きく分けて交感神経と副交感神経のふたつからなり、体温、呼吸、血圧など、全身の機能を調節、コントロールしています。

交感神経と副交感神経はシーソーのような関係になっており、どちらかの働きが優位になると、もう片方の働きは抑えられます。

交感神経は全身を「活動モード（闘争モード）」にする神経。そのため、交感神経が優位になると、血液は全身のコントロールに重要な役目を果たしている体の中枢部に集まります。

それが脳や心臓などの臓器です。素早く動いたり、敵の動きを察知したりするには、脳の回転スピードや心臓の拍動を上げる必要があるからです。

いっぽう、食後に優位になるのは副交感神経のほうです。

副交感神経が優位になると、消化・吸収作業を集中的に行うために大量の血液が胃や腸管のほうに集まります。すると、他の部分に流れる血液は、比較的少なくなるのです。

特に注意したいのが、心臓の筋肉に酸素や栄養を届ける「冠状動脈」という動脈に流れる血液が少なくなることです。

もともと、動脈硬化によって冠状動脈が細くなっているなど、心筋梗塞の素地がある人の場合、食事をすることによって冠状動脈に流れる血液がさらに減ってしまうと、心臓に十分な酸素が運ばれなくなり、心筋梗塞を起こす場合があることがわかっています。

血中のコレステロール値が高い方や血圧の高い方など、動脈硬化の傾向が疑われる方は、食後は急に立ち上がったり動いたりせず、できたら、少しの間、ゆっくりと過ごすのが健康のための秘訣です。

体を守る要！
血液内の免疫チームの役割

血液の重要な役割のひとつである「免疫」は、実は血中のいろいろな細胞からなるチーム戦で成り立っています。その内訳と役割を見てみましょう。

血液の中で免疫をつかさどっているのは、白血球や樹状細胞です。白血球の中に、マクロファージ、Ｂ細胞、Ｔ細胞、ＮＫ細胞などがあります。

マクロファージや樹状細胞は、異物や病原体を取り込んで消化するのが役割です。また、消化した物質の情報を「抗原」として、Ｔ細胞やＢ細胞にわたし、それらの細胞を活性化しています。

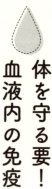

<table>
<tr><td rowspan="7">白血球</td><td colspan="2">単球／マクロファージ</td></tr>
<tr><td colspan="2">好中球</td></tr>
<tr><td colspan="2">好酸球</td></tr>
<tr><td colspan="2">好塩基球</td></tr>
<tr><td rowspan="3">リンパ球</td><td>T細胞（Tリンパ球）</td></tr>
<tr><td>B細胞（Bリンパ球）</td></tr>
<tr><td>NK細胞（ナチュラルキラー細胞）</td></tr>
<tr><td colspan="3">樹状細胞</td></tr>
</table>

B細胞、T細胞、NK細胞はリンパ球の種類であり、このリンパ球が免疫チームの中の主役です。

B細胞は「抗体」を産生する細胞です。抗体は、ウイルスや細菌に直接結合して、それらを中和する働きをします。また抗体には、病原体に結合して目印となり、他の細胞による病原体処理を効率的にする働きがあります。

T細胞にはいくつかの種類があります。以前は、キラーT細胞と呼ばれていた「細胞傷害性T細胞」は、ウイルスに感染した細胞などを、その細胞ごと攻撃してウイルスをやっつける働きがあります。がん細胞も、その標的です。

「ヘルパーT細胞」は、いろいろな種類の「サイトカイン」と呼ばれる物質を分泌しながら、細胞障害性T細胞やB細胞を活性化します。

「制御性T細胞」は、他のT細胞の働きを抑制します。病原体への攻撃が必要なときはヘルパーT細胞が働いて活性化しますが、攻撃の必要がなくなると、今度は制御性T細胞が働いて抑制し、免疫チームのバランスを取るというわけです。

これらのB細胞やT細胞は一度出合った敵を記憶しており、その記憶を元に排除活動をしています。しかし、NK細胞は違います。もともと敵を排除する能力が備わっているため、他の細胞の助けがなくとも、初めて出合ったがん細胞やウイルス感染細胞を攻撃することができます。

血液は〝免疫機能の運び屋〟でもある！

免疫とはその字のごとく「疫（病）」を「免れる」ことであり、自分の体を自分で守るための生体防衛機能のことです。

私たちの体は常に、ウイルスや細菌、カビといった病原体の侵入にさらされていて、体を適切に守ることができなければ、感染症などの病気にかかってしまいます。

しかし、免疫機能が正常に働いていれば、こうした異物が排除されて健康が保たれるのです。

免疫には、「自然免疫」と「獲得免疫」があり、獲得免疫機能は一度体に入った異物を記憶するため、次に入ってきたときは即座にやっつけ、二度と同じ病気にかからないようにするという優れた機能を有します。

これが、その病気に対する「免疫」を持っているということであり、その機能を利用しているのが、予防接種などで打たれる「ワクチン」です。

獲得免疫機能を担当している組織は、主に白血球の中のリンパ球と、血漿にある抗体のふたつです。どちらも血液中にあり、血液によって体の隅々まで運ばれています。血液は免疫機能の〝運搬者〟として、非常に重要な役目を担っているといえるでしょう。

ふたつのうち免疫機能の主役を担っているのは、リンパ球です。

リンパ球の中の「B細胞」という細胞が病原体の侵入を察知すると「免疫グロブリン」という物質をつくります。これが病原体と結合し、抹殺するのですが、この機能を「液性免疫」と呼びます。

さらに、免疫グロブリンは同じ病原体がやって来たときにはB細胞によって速やかに産生され、病原体を排除しようとします。

「病気に対する抗体を持っている」という言い方がありますが、その抗体とは免疫グロブリンのことです。

また、リンパ球の中にある「T細胞」は、ウイルスに感染した細胞やがん細胞に体当たりして、それらの細胞を排除します。この機能を「細胞性免疫」と呼びます。

私たちの体のセーフティ・ガードは、これだけではありません。自然免疫系では、外部から侵入する敵と闘う細胞の他に、「NK細胞」というものがあります。

これは、がん細胞やウイルスに感染した細胞など、自分の体の中にできた異物を感知して排除する働きをします。

このように私たちの体は、何重もの防御機能によって常に守られています。

血液検査でリンパ球をはじめとする白血球の数を調べるのは、その機能が正常に働いているかどうかをチェックするためです。その数が減っていたら、免疫機能が低下しているということなので、要注意です。

デスクワークでも……「座り続ける」と血栓ができてしまうのはなぜ？

一時期、「エノコミークラス症候群」という言葉が注目されました。飛行機のエコノミークラスを利用した乗客が、たびたび肺血栓塞栓症《はいけっせんそくせんしょう》を起こして死亡したことから生まれた言葉です。

その後、どのクラスに座るかや飛行機にはよらず、どんな乗り物でも長時間座っていると起こることが判明し、「旅行者血栓症」ともいわれるようになりました。特に、災害の避難生活で車中泊を続けた結果、この病にかかる人が多く、心配されています。

しかし、危険は旅行中や災害時だけではありません。

最近では、職場のデスクであっても、自宅であっても、長時間同じ姿勢で座り続けていると、大腿部《だいたいぶ》の静脈が圧迫され、両ふくらはぎなどに血栓ができやすいことが指摘されています。

では、なぜ座り続けると血栓ができてしまうのでしょうか。

先に、普段は血液が固まらないように血管内皮細胞による予防が働いている（58ページ）と述べましたが、それは「血液が流れている＝体を動かしている」ことが大前提です。

心臓から遠く離れている両足は特に血液が戻りにくいため、動かずにいると血流が停滞しやすくなります。

すると「抗凝固《こうぎょうこ》」（血液が固まらないようにする働き）の機能が働かなくなって、血栓ができやすくなってしまいます。

こうしてできた血栓は、危険です。

血栓ができている状態で急に立ち上がると、血液が流れ始める瞬間に血栓がはがれて血流に乗って移動します。その血栓が心臓から肺に入る肺動脈に詰まってしまう可能性があるのです。

足から心臓までの静脈は太いので問題なく流れますが、肺動脈は急に細くなるので血栓が詰まりやすく、詰まると呼吸困難が起こり、死亡してしまうケースも多々あります。

こうした事態を防ぐために、長時間座らなければならないときは、ときどき立ち上がって大腿部を伸ばし、歩くことによってふくらはぎを刺激することが必要です。

また、一般的には足首を使って足先を上下させたり回転させたりする運動を5分ほどするだけでも血栓の発生を回避できるともいわれています。

「血のめぐり」を自分で調べられる意外な方法

よく女性向けの美容雑誌や健康雑誌に「血のめぐり」というフレーズが登場します。「血のめぐりがいい」というのは健康を保つための大事な要素であるのはもちろん、美容面から見ても重要だからです。

血液循環がよければ、温かい血液が体の抹消にある毛細血管までいきわたるので、手足が冷えることはありません。

また、皮膚の細胞にも、血液に含まれる酸素や栄養分がしっかり届くので、肌を健やかに保つことができます。

気になる肌の乾燥や荒れ、しわが、医学的に見て、血液循環にどれだけ関係しているかはわかりませんが、血液の流れが途切れると、皮膚に酸素や栄養が供給されなくなり、皮膚の組織が死んでしまうのはまぎれもない事実です。

実は皮膚の組織が死んでくると、そこは委縮して薄くなるので、見た目にはテカテカとしてきます。いわゆるカサカサ、シワシワという状態にはならないのです。

またテカテカといっても、脂が多くてテカっているのとは違い、薄くて、テカテカと突っ張っているようになるので要注意です。

ところで、こうした血液の循環の良し悪しを、自分で簡単に調べられる方法があるのをご存じでしょうか。手でも足でもいいので、ひとつの爪を指で挟んでギュッと圧迫します。するとピンク色だった爪が白くなります。

ここからが大切です。その後、何秒で白い爪がピンク色に回復するでしょうか？

通常は手を離せばパッと元のピンク色に戻りますが、5～6秒もかかるようであれば血流が悪い、つまり、体の抹消部分の動脈硬化が進んでいると判断できます。

これは臨床医も使っている方法で、道具を使わずにいつでもどこでも簡単にできるので、血流に心配のある方や冷えなどがある方は、試しに調べてみるといいかもしれません。

参考文献

『改訂新版　身近な血液ゼミナール　エイズ・C型肝炎・血液型から輸血まで』笹川しげる、渡部準之助／著（講談社）
『「流れる臓器」血液の科学　血球たちの姿と働き』中竹俊彦／著（講談社）
『図解でわかる白血病・悪性リンパ腫・多発性骨髄腫』永井正／著（法研）
『生命現象への化学的アプローチ　血液型』山本茂／著（化学同人）
『楽しくわかる雑学知識　血液』鶴岡延熹／著（三心堂出版社）
『血液と健康―血球誕生から最新治療まで―』三浦恭定／著（裳華房）
『血液製剤――感染・同種免疫との戦い』伊藤和彦／著（共立出版）
『トコトンやさしい血液の本』毛利博／編著（日刊工業新聞社）
『とっても気になる血液の科学―からだのスミからスミまで大活躍―』奈良信雄／著（技術評論社）
『血液型で分かる　なりやすい病気・なりにくい病気』永田宏／著（講談社）

青春新書
PLAYBOOKS

人生を自由自在に活動《プレイ》する

人生の活動源として

いま要求される新しい気運は、最も現実的な生々しい時代に吐息する大衆の活力と活動源である。

文明はすべてを合理化し、自主的精神はますます衰退に瀕し、自由は奪われようとしている今日、プレイブックスに課せられた役割と必要は広く新鮮な願いとなろう。

いわゆる知識人にもとめる書物は数多く窺うまでもない。

本刊行は、在来の観念類型を打破し、謂わば現代生活の機能に即する潤滑油として、逞しい生命を吹込もうとするものである。

われわれの現状は、埃りと騒音に紛れ、雑踏に苛まれ、あくせく追われる仕事に、日々の不安は健全な精神生活を妨げる圧迫感となり、まさに現実はストレス症状を呈している。

プレイブックスは、それらすべてのうっ積を吹きとばし、自由闊達な活動力を培養し、勇気と自信を生みだす最も楽しいシリーズたらんことを、われわれは鋭意貫かんとするものである。

―創始者のことば―　小澤和一

編者紹介

未来の健康プロジェクト

「明日をもっと健康に」をスローガンに、人生100年時代を健康に楽しく生き抜くために必要な最新医学情報を集めるべく結成されたプロジェクトチーム。卓越した取材力と、豊富な人脈、冷静な分析力を持ち味とする。

人体《じんたい》の不思議《ふしぎ》が見《み》えてくる
「血液《けつえき》」の知《し》らない世界《せかい》

青春新書 PLAYBOOKS

2018年9月25日　第1刷

編　者　未来《みらい》の健康《けんこう》プロジェクト

取材協力　日本赤十字社《にほんせきじゅうじしゃ》

発行者　小澤源太郎

責任編集　株式会社プライム涌光

電話　編集部　03(3203)2850

発行所　東京都新宿区若松町12番1号 〒162-0056　株式会社青春出版社

電話　営業部　03(3207)1916　振替番号　00190-7-98602

印刷・図書印刷　製本・フォーネット社

ISBN978-4-413-21118-5

©Miraino Kenko Project 2018 Printed in Japan

本書の内容の一部あるいは全部を無断で複写(コピー)することは著作権法上認められている場合を除き、禁じられています。

万一、落丁、乱丁がありました節は、お取りかえします。

青春新書 PLAYBOOKS

人生を自由自在に活動する――プレイブックス

〝座りっぱなし〟でも病気にならない1日3分の習慣
池谷敏郎
上半身を動かすだけでも血行障害を改善できる。テレビで大人気の〝血管先生〟が高血圧、糖尿病、脂質異常、心臓病、脳卒中、認知症、便秘、うつ…の予防法を解説！
P-1112

まいにち絶品！「サバ缶」おつまみ
きじまりゅうた
タパス、カフェ風、居酒屋メニュー…パカッと、おいしく大変身！
P-1113

大切な人ががんになったとき…生きる力を引き出す寄り添い方
樋野興夫
「傷つける会話」と「癒す対話」を分けるものは何か。3千人以上のがん患者・家族と個人面談をつづけてきた著者が贈る「がん哲学外来」10年の知恵。
P-1114

日本人の9割がやっている残念な習慣
ホームライフ取材班［編］
やってはいけない！損する！危ない！効果なし！の130項目。
P-1115

お願い　ページわりの関係からここでは一部の既刊本しか掲載してありません。折り込みの出版案内もご参考にご覧ください。